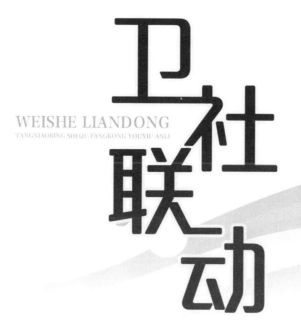

WEISHE LIANDONG

TANGNIAOBING SHEQU FANGKONG YOUXIU ANLI

卫社联动

—— 糖尿病社区防控优秀案例

刘扩军 / 主编

中国社会出版社

国家一级出版社·全国百佳图书出版单位

图书在版编目（CIP）数据

卫社联动：糖尿病社区防控优秀案例 / 刘扩军主编.
北京：中国社会出版社，2024.11. -- ISBN 978-7
-5087-7100-7

Ⅰ．R587.1

中国国家版本馆 CIP 数据核字第 2024KW4099 号

卫社联动——糖尿病社区防控优秀案例

出 版 人：程 伟
终 审 人：李新涛
责任编辑：朱文静
装帧设计：时 捷
出版发行：中国社会出版社
　　　　　（北京市西城区二龙路甲 33 号　邮编 100032）
印刷装订：河北鑫兆源印刷有限公司
版　　次：2024 年 11 月第 1 版
印　　次：2024 年 11 月第 1 次印刷
开　　本：170mm×240mm　1/16
字　　数：220 千字
印　　张：13.5
定　　价：68.00 元

编写组

主　编：刘扩军

副主编：赵志广　吴肖冰　陈火星

编　委：（按姓氏拼音排序）

　　　　陈火星（深圳市社会工作者协会）

　　　　雷莹莹（汕头大学）

　　　　李东林（深圳市宝安区汇美社会工作服务中心）

　　　　李祥子（深圳市慢性病防治中心）

　　　　林雅粒（深圳市慢性病防治中心）

　　　　刘扩军（深圳市慢性病防治中心）

　　　　卢　燕（深圳市社会工作者协会）

　　　　吕德良（深圳市慢性病防治中心）

　　　　吕琴琳（深圳市升阳升社会工作服务社）

　　　　倪晓锋（深圳市社会科学院）

　　　　吴肖冰（深圳市慢性病防治中心）

　　　　向　琴（深圳市龙岗区至诚社会工作服务中心）

　　　　谢凤珠（深圳市慢性病防治中心）

　　　　谢　尉（深圳市慢性病防治中心）

　　　　熊静帆（深圳市慢性病防治中心）

　　　　杨少蝶（深圳市慢性病防治中心）

　　　　张紫阳（深圳市慢性病防治中心）

　　　　赵志广（深圳市慢性病防治中心）

前　言

　　糖尿病是一种常见的、致残致死率高的慢性疾病。目前，我国糖尿病患者人数已超过 1 亿人，是全球糖尿病患者人数最多的国家。糖尿病及其引起的失明、肾衰、糖尿病足等严重并发症，给个人、家庭和社会带来沉重的负担，对人民健康和经济社会发展造成了严重影响。早筛查、早发现、早诊断、早治疗、早干预能有效预防或延缓糖尿病及其并发症的发生和发展。党和政府高度重视糖尿病防控工作，已将糖尿病防治行动列为"健康中国"战略十五项专项行动之一，通过政府、社会和个人合力，提高糖尿病防治水平。

　　从 2020 年起，在深圳市卫生健康委员会的指导下，深圳市慢性病防治中心创新探索慢性病防治模式，联合深圳市社会工作者协会、深圳市家庭医生协会启动实施了"深圳市社工参与糖尿病防控试点项目"（以下简称"项目"）。项目以社区为平台，将社会工作力量引入糖尿病社区防控工作中，建立起社会工作者与社区健康服务机构（以下简称"社康机构"）家庭医生团队联动的、以社区动员—风险评估—血糖筛查—糖尿病自我管理小组—特殊个案管理全链条服务为工作路径的糖尿病社区防控工作模式。这是社会工作专业方法介入公共卫生领域服务的全新尝试，也是促进从传统疾病治疗向健康管理模式转变的创新实践。

　　项目的实施吸引了数千名社会工作者关注糖尿病社区防治工作，主动参与线上糖尿病健康管理知识培训学习与交流；同时，项目通过规范化培训课程培养了百余名能够为社区糖尿病患者提供上述全链条服务的社会工作者。这些社会工作者活跃在不同社区，积极在社区中开展糖尿病主题宣传教育、风险评估和血糖筛查动员活动等，并为糖尿病患者开展自我管理小组活动，为特殊患者提供个案管理服务。在项目实施过程中，社会工作者使用社会学习理论、社会支持理论、小组动力学理论、生态系统理论、任务中心模式等专业手法，不断创新服务方式和工具，协助社康机构解决糖尿病健康管理难题，并以社会工作者为枢纽，链接政策资源、社区资源、志愿者资源、爱心企业资源等，给患者带来温暖和实际的帮助。通过小组活动或是个案服务，糖尿病患者的知识水平得到提升、自我管理信念得到强化、健康管理行为得到增强。社会工作者为患者提供的服务成为社康机构家庭医生团队服务的重要补充。项目多次得到患者表扬、点赞，并入选"第二十届深圳关爱行动""深圳城市治理创新案例"，项目研究论文荣获"中国社会工作学会 2023 年会暨中国社会工作发展高端论坛"征文一等奖，项目组研发的 T/SZSWA 012-2024《糖尿病社区防控社会工作服务》系列团体标准亦于 2024 年 5 月获批发布。

为总结项目经验，优化社会工作者与社康机构家庭医生团队联动的糖尿病防治模式，深圳市慢性病防治中心联合深圳市社会工作者协会进行了优秀案例评选活动。通过案例征集、案例演示、专家评选等环节，共遴选出优秀案例 18 篇，并集结形成《卫社联动——糖尿病社区防控优秀案例》（以下简称《案例》），冀望能够为广大社会工作者、医务工作者开展居民健康服务提供参考与借鉴，推动更多的力量参与糖尿病等重大慢性病的社区防治工作，合力提升居民的健康水平和生活质量。

《案例》的顺利出版，得益于深圳市卫生健康委员会的正确指导，亦得益于深圳市民政局、深圳市家庭医生协会、深圳市各区慢性病防治机构、相关医疗卫生机构、试点社区党群服务中心、试点街道社会工作服务站和承担项目工作的社康机构和社会工作服务机构的大力支持，同时要感谢参与项目的社区居民的信任与鼓励。

限于编著者的水平，编著工作中难免有疏漏之处，竭诚欢迎有关专家和广大读者批评指正。

编著者

2024 年 5 月

目 录

概 述 篇

小 组 篇

个 案 篇

附 录

概 述 篇

社会工作参与糖尿病防控的理论探索与深圳实践

倪晓锋 [①]

糖尿病是严重危害人类健康的慢性疾病。《中国居民营养与慢性病状况报告（2020年）》显示，2020年中国有糖尿病患者1.25亿人，患病率达到11.9%[②]，超过全球平均水平，是世界糖尿病患者人数最多的国家。虽然深圳市的人口结构相对年轻，但每13个成年人中就有1个糖尿病患者。糖尿病的高患病率和高致残率，不仅给个人健康带来较大的困扰，严重影响生活质量，而且其高昂的医疗费用和使个人一定程度上的生产力丧失，也已经使其不仅是个医疗问题，更成为亟待解决的社会问题。因此，对糖尿病进行干预是各个国家和地区的重要议题。传统糖尿病治疗和干预主要集中在医疗卫生领域，但随着对糖尿病认知的逐步深入，社会和心理支持等对治疗依从性的影响日益显著，社会工作在糖尿病患者干预中的作用越来越重要。本文在整理分析社会工作者参与糖尿病防控的必要性、可行性的基础上，借鉴国内外相关研究理论和实践探索，讨论深圳市社会工作者参与糖尿病防控的主要特点和经验。

一、社会工作者参与糖尿病防控的必要性、可行性和理论基础

（一）必要性和可行性

1. 从糖尿病的特点来看，社会工作者的参与可以有效提升糖尿病的防控效果

一方面，糖尿病是一种由多病因引起的、以高血糖为特征的代谢性疾病，

---

① 倪晓锋，深圳市社会科学院副研究员，社会学博士，主要研究方向：公共服务与地方治理、人口发展。

② 国家卫生健康委疾病预防控制局. 中国居民营养与慢性病状况报告（2020年）[M]. 北京：人民卫生出版社，2021.

以 2 型糖尿病为主。糖尿病的病因除遗传因素外，还包括营养过剩、运动不足、年龄增长等环境因素，这些因素与不良的生活方式直接关联，而生活方式的改善不可能一蹴而就，更需要获得家庭、社会和他人的广泛支持。糖尿病患者一般有不良的生活习惯，自我健康管理能力相对较差，糖尿病干预和治疗中有"五驾马车"的提法，即行教育、勤监测、管住嘴、迈开腿、药莫忘。也就是通过糖尿病知识教育、血糖监测、饮食调整、合理运动和药物治疗等方式进行干预，通过改善生活方式、健康饮食以及体重管理等达到控制血糖、预防或控制并发症和提高生活质量的目的，社会工作者的参与有助于提升专业化的社会支持水平，从而提升糖尿病的防控效能。另一方面，糖尿病目前尚不能彻底治愈，长期患病不仅容易让患者产生抑郁、焦虑等不良情绪，也容易滋生无所谓、不在乎的态度，带来经济、心理、生理和社交等多方面的压力，这种不良情绪也会引发疾病进一步加重。社会工作者的干预能够有效安抚服务对象情绪，疏解其紧张压抑的不良情绪，缓解焦虑，提升其情绪管理能力和心理健康水平，进而提升其自我效能和自我健康管理水平。

2. 从社会工作者的角色定位看，和糖尿病防控有很高的契合点

社会工作者作为社区服务的直接提供者，提供的是复合型服务，既包括物质上的帮助、劳务信息的提供，也包括政策信息提供、心理辅导和支持。社会工作者的角色定位是服务者、支持者、倡导者、行政管理者、治疗者，更是资源链接者和整合者。社会工作者不仅可以为服务对象提供直接支持，帮助其维持基本生活、恢复正常的社会生活，增强服务对象的自我效能感，更重要的是，社会工作者可以整合各方资源和力量，在为服务对象提供社会支持的同时，增强其运用各种资源的能力，实现"助人自助"。比如，社会工作者可以链接医疗资源，邀请社区健康服务中心的医生给服务对象授课；可以链接街道、社区资源以及公益组织资源，为生活困难的糖尿病患者提供生活上的帮助等。另外，社会工作者的主要工作场域是社区，而绝大部分糖尿病患者生活和活动的主要区域是家庭和社区，这和社会工作者的工作场域高度重合。社会工作者的工作方式也比较契合糖尿病的综合防治，除个案工作能够有效提升服务对象的综合社会支持水平和自我效能外，小组工作也是推动糖尿病防控的重要手段。2022 年国家卫生健康委员会发布的《县域糖尿病分级诊疗技术方案》中提出，"鼓励成立由 15～20 例糖尿病患者组成的自我

管理小组，每组开展糖尿病防治知识讲座、技能培训、同伴支持等活动，通过多种手段与其他患者交流经验"①。而社会工作者的小组工作可以进一步提升自我管理小组成员的防控水平，更快地深化服务对象对糖尿病的认识，提高防治知识知晓率、医嘱执行率以及干预行为知晓率等。

3. 从政策上看，糖尿病防控对于社会工作有迫切的需求

随着社会各界对健康知识的认知水平提升，国家和各级政府越来越意识到社会工作在慢性病防治，特别是糖尿病防治过程中的作用。《国家基层糖尿病防治管理指南（2022）》在"组建糖尿病管理团队"中提到"有条件的基层医疗卫生机构可以配备中医师 / 中西医结合医师 / 药师 / 健康管理师 / 体育运动指导员 / 心理咨询师 / 社（义）工等"。《健康深圳行动（2021—2030 年）》史是明确指出："深化社会工作介入糖尿病防控的社区、小组、个案工作方法，制订糖尿病防控社会工作服务标准，探索社康机构和社会工作者联动的糖尿病防控服务模式。"

（二）相关理论

社会工作有几十种理论，可以用于糖尿病防治工作的也很多，这里只介绍以下三种常用的理论：认知行为理论、自我效能理论、场域理论和小组动力学理论。

1. 认知行为理论

该理论主要通过改变人的思维习惯、理想信念、行为方式等来改变不良认知。认知行为理论包括认知、情绪和行为三个要素，这三个要素之间相互影响，其中行为是个体外显化的活动，情绪是人类对外界事物的反应，而认知则在中间起到协调和中介的作用，它对个人的行为进行解读，从而决定是否会采取接下来的行动。认知行为理论以美国心理学家阿尔伯特·艾利斯（Albert Ellis）提出的情绪 ABC 理论为代表，即事件或刺激（是情绪反应的触发因素，Activating Event）、人们对事件或刺激的信念和想法（是情绪反应的关键因素，Belief）、情绪反应（引发的情绪体验，Consequence）。ABC 理论常被用于心理疾病的治疗中，同时也用在慢性病的防控中，通过改变服

---

① 国家卫生健康委员会，国家中医药管理局. 县域糖尿病分级诊疗技术方案［J］. 全科医学临床与教育，2022（12）：1060–1065.

务对象对糖尿病的认知，比如饮食结构、运动习惯、生活习惯等，推动行为改变。

2. 自我效能理论

自我效能理论来源于班杜拉的社会学习理论，这种理论结合了行为主义和认知心理学的知识，是指个人对自己完成某项任务或行为的能力和信心的评估，而评估的结果又会影响到其行为动机和自信心。通俗地说，个体了解某些行为会产生某种效能、导致某种结果，但其并不一定会开展这项行为，他首先会衡量自己到底行不行、有没有信心去完成，这就是自我效能。自我效能感直接影响到自身的行为和决策，自我效能感高的人，采取积极行为的概率就更高，就会取得更好的绩效和结果。自我效能理论常常用于老年护理领域和慢性病领域，因为生理性老化、记忆力下降等问题，会使老年人或慢性病患者自我效能感下降，从而缺乏恢复健康的信心。自我效能感的形成是一个长期的过程，受多种因素影响，比如直接经验、间接经验、言语说服等，其中直接经验是个体的实践经历中对自己能力的评估。糖尿病患者可以通过保持健康运动、维持健康饮食、了解健康知识等形成亲身经验，通过正向激励增强自我健康管理能力、提升自我效能。间接经验则是指从他人那里获得的对于自身能力和行为的评估和反馈。当糖尿病患者观察或了解到其他患者通过努力成功地控制血糖及其并发症从而提升生活质量时，会相信自己处在同样的环境、使用同样的方法，同样可以获得成功，从而提升自我效能。而言语说服则是指来自他人的说服、鼓励和支持对个人的影响。对于很多糖尿病患者来说，来自他人的鼓励和支持能够帮助其克服恐惧、自我怀疑，使其相信通过自己的努力能够达到应对和控制糖尿病的目的。

3. 场域理论和小组动力学理论

小组动力学理论是德国心理学家库尔特·勒温于1935年提出的一种理论。该理论是建立在场域理论基础上的。场域理论提出人的行为受到其生活的场域影响，这个场域既包括地理环境、物理环境，也包括与他人互动的行为环境。小组动力学理论认为小组是一个整体，小组并不是互不相干个体的集合，而是各个相互联系的一组个体的整合。小组不是静态的，而是不断变化的"生命有机体"和动力整体，小组的领导方式、成员参与、危机和冲突都是小组动力的重要组成部分，小组行为会随着小组成员间的互动变化而改变，小组成员遵从行为越高，越是轻松、民主以及和谐的小组氛围，小组的凝聚力就会越强，小组的目标也就更容易达到。在参与糖尿病防控工作中，可以将小组分为治疗小组、互助小组和支持小组，各个小组之间相互配合，共同为目标服务。

二、国内外社会工作参与糖尿病防控的探索

（一）国外社会工作参与糖尿病防控的情况

国外医疗社会工作发展较早、较成熟，在医疗机构的各个领域开展诸如康复治疗、心理咨询、家庭护理、临终关怀等服务，为患者及其家庭提供全方位的支持。国外社会工作对糖尿病患者的介入也有相当程度的研究，其中有两方面的研究相对较多。

一方面是讨论糖尿病患者的社会支持。支持模式主要是指那些具有相似生活经历、文化背景或生活环境的人群聚集在一起，通过交流、互动、分享等方式增强对疾病本身或行为方式、生活习惯的认知，在此过程中尝试建立密切的伙伴关系，以增加每一个人的社会支持网络。这种支持一般包括三个层次：第一个层次是大的群体，即糖尿病患者所在社区的居民；第二个层次是有着相同经历或共同背景的糖尿病患者；第三个层次是经历了上一层次被"糖尿病自我管理小组"专业训练过，从而能够为其他人提供社会支持的人员。Tang 在研究中发现，糖尿病患者在日常生活中获得的社会支持及其满意度与自我健康管理的效果呈现正相关关系，即好的生活质量和积极的正面社会支持——比如在饮食管理、血糖监测和运动健康方面的调控——能够提升自我健康管理效能。[1]

另一方面是糖尿病患者的自我管理。因为糖尿病是一种无法彻底治愈的慢性病，患者通常有不良情绪。Rutter（鲁特）认为这种不良情绪会导致糖尿病患者治疗依从性的降低、对于血糖控制的放松，影响患者的治疗效果，甚至提高糖尿病患者的致残率和死亡率，所以社会工作者应该通过自己的努力去缓解患者的不良情绪。[2] 美国科罗拉多大学医学院教授马克·P.博纳卡

① TANG T S, BROWN M B, FUNNELL M M, et al. Social support, quality of life, and self-care behaviors among African Americans with type 2 diabetes [J]. Diabetes Educ, 2008, 34（2）: 266-276.

② KATON W J, RUTTER C, SIMON G, et al. The association of comorbid depression with mortality in patients with type 2 diabetes [J]. Diabetes Care, 2005, 28（11）: 2668-2672.

通过对 668 名糖尿病患者的试验研究发现，认知行为疗法可以帮助个人调整血糖水平、减少用药的需求，以及改善体重和血压。他发现，大部分糖尿病缘于不健康的生活方式，比如暴饮暴食、运动较少、食物选择不当等，主要源自不恰当的思维模式以及应对外界压力的方式，而认知行为治疗可以帮助他们掌握引发恰当的思维模式以及信念的技能，建立更加健康的思维和行为模式。

当然，也有学者认为社会工作应该更加深入地介入慢性病服务之中。Jaime Munoz（杰姆·穆尼奥斯）提出社会工作在介入医疗照护上，不能像心理学那样只提供简单的心理咨询和辅导，也不能仅仅与医学进行简单的合作，而是要体现社会工作在慢性病服务工作中的深度和持久度。[1]

（二）国内学者和实践工作者的探索

国内关于社会工作介入糖尿病防控的学术研究论文较少，更多是以学位论文的方式开展，主要是一些高校社会工作专业学生的实践探索及其理论总结，呈现的特点如下。

从服务领域上看，主要有三个领域：一是糖尿病患者的自我管理，提升其自我管理能力和自我效能。赵常茹[2]在认知行为理论和小组动力学理论的指导下，对社区 50 名老年糖尿病患者进行研究，结果显示，小组的介入可以有效增强服务对象自我管理的能力，帮助其缓解负面情绪，从而提高自我效能和对疾病的自我管理水平，但也发现活动本身涉及很多专业方面的医学知识，社会工作者并不能及时进行回应，甚至因此在一定程度上失去组员的信任。袁媛[3]提出小组社会工作可以帮助组员获得直接经验、间接经验以及调整其生理和情绪状态从而提升自我效能，同时发现在小组活动结束后，患者在没有外界监督的情况下，小组介入效果容易被削弱，这时能否得到家人的长

---

① MUNOZ J. Social work and health care continuum［J］. International Journal of Integrated Care，2016，16（6）：2671.

② 赵常茹. 社会工作介入老年糖尿病患者自我管理能力提升的研究［D］. 哈尔滨：黑龙江大学，2023.

③ 袁媛. 社会工作介入老年糖尿病患者自我健康管理能力提升的研究［D］. 长春：长春理工大学，2021.

期支持和鼓励就显得尤为重要。二是糖尿病患者的情绪管理。别易楠[①]通过在北京某社区的实践，发现小组工作的介入可帮助糖尿病患者改善负面情绪，以及构建新的社会支持网络，从而提升他们的自我管理水平和生命质量。而李欣茹[②]运用认知行为治疗模式，通过个案研究方式参与糖尿病患者的不良情绪干预，发现认知行为疗法对于糖尿病患者不良情绪问题介入和不良习惯纠正是有效的，服务对象在认知层面、情绪层面和行为层面都有较大改善，家庭支持网络在服务过程中不仅为患者提供支持力量，也为后续问题的解决提供强大驱动力。孙莲[③]以理性情绪疗法为理论指导，帮助老年慢性病患者缓解负面情绪，但她也发现社会工作者相关医疗专业知识的缺乏使其很多工作受到局限。三是在治疗上构建"医患社三方联动机制"，医患社三方联动指的是医生、患者和医务社会工作者三方在糖尿病患者治疗过程中的系统互动，构建了社会预防、个体治疗和院外康复一体化防治机制。其中，医生主要提供临床诊疗服务；医务社会工作者充当沟通者、教育者、链接者，一方面为服务对象提供个案服务，帮助其增强治疗依从性，提醒其家庭成员形成治疗合力，另一方面通过链接社会资源等方式帮助服务对象在社会层面实现健康发展。[④]

从目前国内的实践看，存在几方面的问题或制约：一是社会工作者关于医疗专业知识特别是糖尿病防控知识的缺乏影响了工作开展的效能，甚至出现了因服务对象的问题未得到及时回应而产生信任问题的现象，这就需要在后续的服务中加强对社会工作者的相关医疗知识培训；二是医务工作者和社会工作者的协同机制还没有制度化，更多的是社会工作者主动参与糖尿病防控，而缺乏两者的协同，即使在医院的"医患社三方联动机制"中，仍然存在协同度不高、"两张皮"等情况，影响了合作的深度；三是社会工作参与糖尿病防控还处于探索阶段，尚未形成制度化、标准化的流程和机制；四是从服务方式上看，小组层面开展实践研究的比较多，采取干预组和对照组相结

① 别易楠. 小组工作介入老年糖尿病患者负面情绪的研究：以北京市X社区为例［D］. 长春：吉林农业大学，2017.

② 李欣茹. 认知行为治疗模式介入慢性病患者不良情绪问题的研究：基于L医院糖尿病患者的个案服务［D］. 武汉：华中科技大学，2019.

③ 孙莲. 小组工作介入老年慢性病患者情绪管理研究［D］. 长春：吉林大学，2020.

④ 吴江钰."医患社三方联动"对糖尿病患者自我适应的影响机制研究［D］. 南昌：南昌大学，2022.

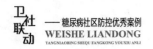

合的方法进行定量测评，而采取个案进行深度干预以及以整个社区作为干预服务对象的比较少。

三、深圳市社工参与糖尿病防控试点项目

深圳市社工参与糖尿病防控试点项目是在深圳市卫生健康委员会和深圳社会工作者主管部门的指导下，由深圳市慢性病防治中心和深圳市社会工作者协会以及深圳市家庭医生协会共同推动的合作项目，从 2020 年 10 月开始，目前已进入第三个项目周期。项目的主要目标是加强糖尿病防控社会工作者队伍建设，构建医疗卫生机构、社会工作者、社区共同参与的糖尿病综合防控工作模式；加强糖尿病防控政策宣传，提高居民糖尿病相关知识知晓率，进行高危人群糖尿病风险评估和筛查；以个案工作、小组工作、社区工作为综合干预手段，发挥社会工作者专业支撑力量，提升糖尿病患者自我管理水平。项目试点工作呈现以下特点。

（一）率先探索出社会力量参与糖尿病防控的制度化机制

传统的糖尿病防控工作是卫生健康相关机构的职责，社会参与度较低，社会工作者等社会力量的参与度也较低。国内关于社会工作者参与糖尿病防控工作的探索基本上是以个人或机构为主、零星开展的活动，没有形成制度化的合作机制，更没有对合作各方的权利义务、责任范围等进行详细规定。深圳市本次试点项目率先探索了社会工作者与医务工作者在糖尿病防控方面制度化的合作机制，主要体现在以下几个方面：一是规定各方权责体系，明确各类主体的特色，最大限度地把各类主体的优势发挥出来。深圳市慢性病防治中心提供专业医疗技术支持，并统筹医疗卫生资源，一方面在活动开展前对社会工作者进行系统、规范的专业知识培训，在小组活动中对患者进行专业知识指导；另一方面可以在特殊个案服务中，与社会工作者和志愿者一起上门为患者提供专业服务，提高服务的专业性和权威性。社会工作者一方面通过社区服务、小组服务、个案服务等多种方式开展糖尿病社区教育、风险筛查动员、患者自我管理能力提升、落实特殊患者个别化关爱等；另一方面也充当资源链接者和社会支持者的角色，为患者提供更为综合化的服务，把专业医生从中解脱出来，有更多的时间和精力专注于诊疗服务和临床管理。二是以枢纽型社会组织为纽带强化社会工作者与医疗服务机构的制度化合作。

如前所述，国内社会工作者目前参与糖尿病防控服务工作的行动比较零散，原因除了缺乏医疗机构进行制度化采购服务，更重要的是没有枢纽型组织的支持。作为具体的执行方之一，深圳市社会工作者协会是全市社会工作行业的枢纽型组织，在发挥政府与社会的桥梁纽带作用方面以及全面推动社会工作职业化、专业化发展方面发挥着巨大作用，一方面它有较强的政策领会能力、标准制定能力、专业服务能力；另一方面它有强大的行业资源整合能力，可以动员全市各个社会工作者机构、分布在各个党群服务中心和专业服务领域的社会工作者资源，也善用专家评估和项目 PDCA① 质量管理的方式不断促进改进，综合确保专业服务的可持续发展。

（二）首创社会工作者参与糖尿病防控的标准化与定量化体系

社会力量参与社会治理需要有章可循。把标准化引入社会服务，通过制定标准和实施标准，运用标准化的原则和方法开展有效社会服务，实现社会服务质量目标化、服务方法规范化、服务过程程序化，建立量化评价标准，是提高社会治理水平和能力的有效路径。在社会工作者参与糖尿病防控工作过程中，作为项目的支持者和执行者，深圳市慢性病防治中心和深圳市社会工作者协会并不满足于具体业务的开展和项目目标的实现，而是进一步进行标准化建设，从卫生系统和社会工作者行业两条线，分别编制《深圳市社工参与糖尿病防控试点项目管理制度》《深圳市社工参与糖尿病防控试点项目操作指引手册》《糖尿病自我管理小组标准化社工工作手册》等制度或操作规范，从服务要求、服务指标、服务内容、服务流程等各个方面建立工作指引，并探索研制"糖尿病社区防控社会工作服务"系列团体标准，从风险评估、小组服务、个案服务、访视服务、社会工作者人才培训等方面予以规范。通过标准化和定量化体系建设，让社会工作者对服务目标的设置、服务内容的挖掘、服务流程的把控、服务效果的评估都有了不同程度的熟悉和了解，保证了社会工作者参与糖尿病防控工作的延续性与专业性，规范了社会工作服务的开展，既为社会工作者参与其他社会服务和社会治理领域提供了探索经验，也为其他省市社会工作者参与糖尿病等慢性病防控工作提供了先行示范样本。

---

① PDCA 是一种全面质量管理思想，是将质量管理分为四个阶段：Plan（计划）、Do（执行）、Check（检查）和 Action（处理）。

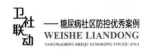
（三）打造了糖尿病防控的多元社会支持网络体系

国内外的理论研究和实践探索表明，社会支持网络在糖尿病防控、患者自我健康管理和自我效能提升等方面的作用明显。深圳市的探索实践有效构建了关于糖尿病防控的多元社会支持网络体系，主要体现在以下几个方面：一是充分利用社会力量打造多社联动的防控网络。在项目目标上，深化卫生服务机构、社会工作者服务机构、社区党群服务中心等组织的合作，完善社区糖尿病健康管理服务体系，提升社区糖尿病防控能力。各服务机构和社会工作者在项目执行过程中，结合社区实际，不断丰富糖尿病防控的社会支持网络体系，比如盐田区海山街道鹏湾社区发掘医院内科退休医生担任项目健康咨询顾问，同时链接慈善商家资源，形成"社会工作者＋社会组织＋社区志愿者＋社区慈善资源＋社康机构医生"五社联动机制；光明区长圳社区社会工作者在服务过程中链接了物业、公司、村文化活动中心等组织机构资源，提升了服务效能。二是充分发挥患者家属和患者志愿者的社会支持作用。无论是小组工作还是特殊群体个案服务，社会工作者高度重视患者家属的支持对糖尿病防控的作用，积极动员患者家属加入服务体系，共同帮助患者提高自我健康管理能力。同时，社会工作者积极发展糖尿病患者成为自我健康管理小组的讲师和志愿者，通过提升其自我效能感获得的直接经验和间接经验，影响和带动更多的社区患者参与糖尿病自我管理习惯的养成。

四、小结及反思

本章通过理论梳理和总结实践探索，揭示了社会工作者参与糖尿病防治的关键作用。社会工作者在参与过程中提供了整体支持和全过程关怀，通过社区服务提升社区居民的糖尿病预防、及时就医、自我管理等意识，提高了居民健康素养；通过个案服务、小组服务等了解服务对象的实际需求和困境，进行及时干预，帮助服务对象解决心理情绪疏导、自我效能提升等非临床治疗问题；通过链接资源，将患者与社区各种资源联系起来，以获取慢性病康复教育、营养援助、医疗保健、团体支持等，提升患者的资源获得能力和自我效能；通过支持成长小组（家庭、同辈群体、病友群、志愿者等）增强服务对象的社会支持网络，提高治疗依从性，促进生活方式长期持续改善，共同促进服务对象从生理、心理、社会各个层面向健康状态转变，提升生活质量。

糖尿病作为一种终身性慢性疾病，需要通过药物治疗、运动、饮食、血糖监测等长期自我管理进行控制。然而，影响患者自我管理能力的因素错综复杂，其中家庭因素和社会因素的影响尤为突出。比如，中国人的家庭观念和集体意识较强，女性糖尿病患者常常因为照顾家庭成员的饮食而疏忽自我饮食管理；一些老年糖尿病患者可能会因为抚养和照顾孙辈而影响到自己的运动习惯；部分年轻糖尿病患者则可能因为工作忙碌和应酬要求而难以维持健康的生活方式。未来还有很多需要探讨的问题，比如在糖尿病的防控中，如何凸显社会工作者相较于医务工作者和心理咨询师的专业优势，进一步把工作做深做透；在糖尿病患者的自我管理中，不同性别、不同年龄、不同文化程度和不同区域的患者之间存在什么差异，如何将整体性支持和个性化服务有机结合；社会支持如何影响糖尿病患者的自我管理能力，以及社会支持源（配偶、子女、其他家人、同辈群体、糖友等）之间的区别，如何更加有效地增强患者的自我效能；等等，都是我们必须面对的课题。除了糖尿病防控领域，社会工作在提升患者的自我管理能力和自我效能方面的实践经验是否可推广至其他慢性病防控领域，以及这些实践在不同慢性病之间的适用机理有何区别，这些问题需要进一步研究和探讨。

社会工作参与糖尿病社区防控的服务路径研究

项目组全体成员 [①]

一、研究背景与目标

糖尿病是由遗传因素、内分泌功能紊乱等各种致病因子作用，导致胰岛功能减退、胰岛素抵抗等而引发的糖、蛋白质、脂肪、水和电解质等一系列代谢紊乱综合征。[②]《国务院关于实施健康中国行动的意见》将糖尿病防治列为十五项专项行动之一，旨在通过政府、社会、个人三方的共同努力，以社区为阵地，全面推进糖尿病健康管理服务。《国家基层糖尿病防治管理指南（2018）》建议有条件的基层医疗卫生机构可以配备社（义）工[③]，鼓励充分发挥社工作用，协同提升社区糖尿病健康管理服务能力与水平。2020年《深圳市人民政府关于打造健康中国"深圳样板"的实施意见》提出创新慢性病防治模式，将糖尿病规范管理率等重要指标纳入健康中国深圳样板的评估体系。[④]然而，在糖尿病的社区防控服务中，仍存在社康机构医生对患者健康生活方式的指导不够充分、自我管理小组成员维持困难、社工医学知识储备不足、患者自我管理意识薄弱等问题。

---

① 指深圳市社工参与糖尿病防控试点项目项目组成员，他们主要来自深圳市慢性病防治中心（刘扩军、赵志广、吴肖冰、张紫阳、熊静帆、林雅粒）和深圳市社会工作者协会（张卓华、陈火星、卢燕）。

② 名词含义来源：T/SZSWA 012-2024《糖尿病社区防控社会工作服务》的术语和定义。

③ 中华医学会糖尿病学分会，国家基层糖尿病防治管理办公室. 国家基层糖尿病防治管理指南（2018）[J]. 中华内科杂志，2018（12）：885-886.

④ 深圳市人民政府关于打造健康中国"深圳样板"的实施意见（深府〔2020〕25号）[EB/OL]. （2020-05-13）[2023-09-26]. http://www.sz.gov.cn/gkmlpt/content/7/7786/post_7786856.html#20044.

在政策支持与现实需求的双重因素作用下，深圳市慢性病防治中心与深圳市社会工作者协会在充分调研后，于2020年10月联合研究启动"深圳市社工参与糖尿病防控试点项目"，尝试以糖尿病防控为切入点，发挥卫生系统和社会工作行业的双枢纽平台作用，激发双领域的专业核心力量，通过社会工作者与医务工作者有效联动，共同提升社区居民健康认知能力、糖尿病患者自我管理水平等，促进社区居民健康生活方式养成。项目组计划长期跟踪项目服务投入与成效研究，并持续验证项目服务路径是否适用于更多社区、城市，同时探索将服务范围从糖尿病患者逐步扩展至其他慢性病患者，以惠及更广泛的人群。为实现上述目标，项目组自2020年起，在深圳全市范围内积极开展了"深圳市社工参与糖尿病防控试点项目"。

二、研究思路与方法

项目组以"深圳市社工参与糖尿病防控试点项目"为研究对象，在行动中研究，综合运用以下方法。

在项目推进层面，项目组首先采用了PDCA循环的项目整体推进方法，不断推动、完善项目的服务设计、执行、评估检验服务成效与反馈，再次完善项目设计、执行等。其次是程序逻辑模式（Program Logic Model，PLM）项目策划评估方法。[①] PLM不仅用于项目评估，更常用于项目策划，是项目评估的模式也是策划的模式。在项目开展之初，PLM的运用有利于项目的设计及发展，提升实现理想成果的可能性；在项目推行中或完成阶段，PLM有助于厘清资源、干预、服务/活动和成果的关系，回应问责制和提供改善项目的方向。[②]

在项目成效研究层面，项目组采用定量研究（前后测、服务量产出、服务满意度等）和定性研究（执行机构、社工、服务对象访谈等）的方法。

需要澄清的是，研究关注的是"社会工作"而非仅"社会工作者"参与社区服务的有效路径研究。社会工作行政、社会工作研究、社会工作督

---

① 陈火星，吴肖冰，熊静帆，等. 基于程序逻辑模式视角下的社工参与糖尿病社区防控服务实践研究：以深圳社工试点项目为例［J］. 社会福利，2023（10）：45-54.

② 参见香港理工大学何宝英在2012年华东理工大学—香港理工大学社会服务管理硕士（中国）培养课程中编写的《社会服务项目评估：程序逻辑模式》教材讲义。

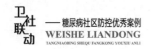

导、社区工作、小组工作、个案工作均为研究中需关注的社会工作服务方法。

综上，项目组将回顾三年多来项目的调研、策划、行动、评估与反馈实施等过程，从服务运作架构、社区行动策略、社区行动评估、社区行动反馈改进四个方面来研究和提炼社会工作参与糖尿病社区防控的有效服务路径，期待形成可复制、便于推广的经验和模式。

三、服务路径分析

（一）服务运作架构

卫社联动糖尿病社区防控项目是由深圳市慢性病防治中心和深圳市社会工作者协会牵头组织统筹，由市区级慢性病防治机构、医院、社会工作机构提供技术支持，由项目点社区党群服务中心／街道社会工作站、项目点社康机构为服务实施主体的，构建了卫生机构（卫）—社会工作机构（社）的服务链条，形成了卫社联动的糖尿病社区服务模式，明确了公共卫生机构、市社会工作者协会、社区党群服务中心／街道社会工作站、社康机构、社会工作机构的职责与任务，并通过社会工作机构链接社区资源，让更多部门、机构和个人参与社区糖尿病防控工作（如图1所示）。

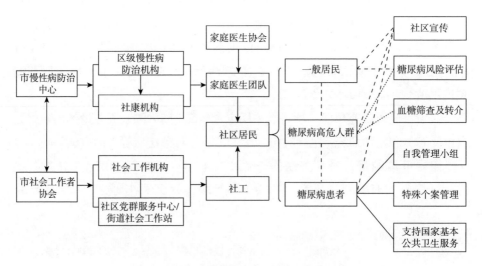

图1　卫社联动糖尿病社区防控服务运作架构

项目服务运作架构可分为：

1. 机制融合架构

体现为卫生健康领域与社会工作领域的紧密合作。在项目统筹推进层面，深圳市慢性病防治中心统筹协调全市卫生健康领域的糖尿病防控相关机构，如各区慢性病防治机构、试点社区社康机构、相关医疗机构等；深圳市社会工作者协会统筹协调和动员全市的社会工作机构及社会工作服务点（如街道社会工作站、社区党群服务中心等）。双方自上而下协调和推进项目有序进行，营造了两个专业领域核心力量合作的良好氛围。机制融合为后续的技术支撑、服务联动奠定了良好的工作基础。

2. 服务联动架构

在每个试点社区，以社工为主导力量，社工联动社康机构家庭医师团队、志愿者等，一同开展社区宣传教育、糖尿病风险评估筛查动员、糖尿病患者自我管理小组、特殊个案服务等工作。

在社区宣传教育、风险评估、血糖筛查转介服务中，社工发挥其在社区的群众基础，动员社区居民参加社区宣传活动和糖尿病风险评估，家庭医师团队（医生、护士等）提供健康咨询、糖尿病风险评估、血糖血压监测等义诊支持。

在糖尿病患者自我管理小组工作中，社工在医生的协助下招募和遴选具有相同特质的糖尿病患者组成小组，梳理组员共同目标等。医生配合筛选或推荐合适的糖尿病患者，并在糖尿病患者自我管理小组中分享糖尿病自我管理知识，并提供用药、血糖监测、饮食计划、运动计划等医学咨询服务。

在特殊个案服务中，社工重点关注依从性较差的患者并与其建立专业关系，开展特殊个案服务时，联动医师团队一同上门探访、提供医学咨询、协助血糖监测、为患者制订个性化的饮食方案与运动计划等。

（二）社区行动策略

1. 整体行动策略：卫社联动下的市、区协同推进

项目组根据试点目标，市级层面链接全市资源提供统筹协同和技术支撑，每个区各选取至少1个社区为项目试点社区，各社会工作机构选派符合条件的注册社工参加培训和开展社区服务。社区社工与社康机构家庭医师团队合作，结合社会工作服务技巧与医生实操经验，社工联动多方资源或多元力量为社区居民提供糖尿病健康教育、风险评估、血糖筛查及转介、自我管理能

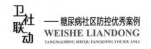

力提升和特殊患者心理支持与关爱等综合性服务。

项目致力于构建卫社联动的社区服务模式，促进多部门融合开展糖尿病社区防控服务，构建糖尿病社区防控的社会支持网络，共同提升糖尿病社区健康管理水平。

2. 社区介入策略：全链条系统化的社会工作服务

项目组每年为每个试点社区制定明确的工作指标。如第一周期，试点社区工作指标为开展 10～12 场社区宣传活动、500 例糖尿病风险评估、4 个糖尿病患者自我管理小组工作，以及跟踪观察 2 个特殊个案、进行 12 次探访、协助 4 次公共卫生健康管理等。

在试点社区中，工作指标的制定是基于社康机构已初步建立的疾病筛查、诊断治疗、健康管理的服务模式。项目组根据社工的服务能力和专业特点，增加社区宣传、高危人群识别、糖尿病风险评估、血糖筛查及血糖异常升高者转介（社区）服务，以促进糖尿病的早期发现；增加自我管理小组（小组）、特殊患者支持与关怀（个案）服务，以提升糖尿病患者的自我管理能力。项目开展"社区宣传及高危人群风险评估筛查（社区）+自我管理小组（小组）+特殊病例病案（个案）"全链条系统化的社会工作服务，推动建立糖尿病患者被筛查识别为糖尿病高危人群—社康机构接受血糖筛查确诊或排除糖尿病—参加自我管理小组活动—特殊患者一对一关怀救助的全流程服务。从普通居民到高危人群再到患者，层层递进，社区防控"包围圈"不断缩小，社区宣传为高危人群筛查提供了工作条件，小组工作又为进一步筛选个案服务对象提供了需求评估基础（如图 2 所示）。

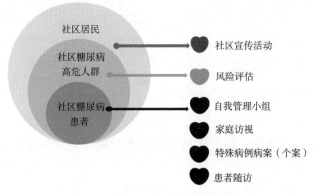

图 2 糖尿病社区防控行动服务圈层

3. 质量控制策略：标准化、规范化和信息化

一是"三个标准化"质控。第一个是制定标准化的工作流程。由深圳市慢性病防治中心制定《深圳市社工参与糖尿病防控试点项目技术指南》，明确服务目标、机构职责、工作内容、工作路径及效果评估方法，让各试点社康机构、社会工作服务机构和社工清晰了解工作要求，根据指南要求提供标准化服务。第二个是服务与督导标准化。深圳市社会工作者协会制定《深圳市社工参与糖尿病防控试点项目操作指引手册》，制定服务督导与质控管理制度，明确对社会工作机构及项目工作的具体要求与时间进度，安排专人对项目进行质量控制和绩效管控。定期举办经验总结会及案例报告会，加强各机构间的学习与交流，挖掘及推广优秀典型案例。组织项目咨询专家组解答疑难，梳理项目点对应的慢性病防治机构、社康机构的医务人员队伍，"结对子""点对点"进行线上解答，及时解决社工在工作中遇到的问题，提高社工开展糖尿病健康管理服务的能力。第三个是制作糖尿病患者自我管理小组服务"标准化"工具——《糖尿病自我管理小组标准化社工工作手册》。手册结合糖尿病"五驾马车"自我管理理念，从服务指标、服务要求、服务内容、服务流程、小组节数，包括小组活动时长、物资清单、医生课件参考等全方面给予了标准化的指导建议。

二是"两个规范化"质量保障。首先是规范化培训。项目组联合深圳市家庭医生协会、深圳市医防融合代谢性疾病项目组和护理项目组、市级医院和社康机构专家，精心研究开发培训课程、制定社工培训教材。在培训过程中，从医疗卫生机构及社会工作机构中选取专家进行现场教学，完成全部课程的社工需要进行理论考试及一对一实操考核，合格者获得证书。通过理论考核和实操考核的规范化培训后，形成了一支具有"双证"（社工证、糖尿病规范化培训合格证）且具备一定糖尿病防控知识、能参与糖尿病宣传和健康管理工作的社工队伍。其次是规范化项目管理。为了保障质量，项目组设计了项目人员资质统一的规范化要求（如注册社工、双持证社工），试点社区的统一服务指标和社工着装等，以专业的形象、专业的资质和专业的水平提供高质量的服务。

三是"一个平台"信息化赋能。项目组开发"深圳社工参与糖尿病防控项目后台管理系统"，以效果评估工具包相关内容为基础，开发信息收集小程序，提高社工进行信息收集及填报的工作效率。同时，该系统对小程序填报

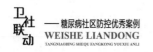

信息进行实时分析，实现了项目工作进度可视化和管理信息化。

（三）社区行动评估

项目已完成两个完整周期的评估，目前正在开展第三期服务。社区行动评估贯穿于整个行动过程。为确保评估的公正与客观，项目组和外聘第三方专家共同组成评估组，对试点社区社会工作服务成效进行年度评估（以社区居民为评估对象），以及对项目整体目标达成情况开展评估（以社工为评估对象）。分为居民、社工两个维度来分析评估结果（详见表1）。

表1　深圳市社工参与糖尿病防控试点项目服务指标评估结果

项目服务对象	行动目标	主要服务指标量	社区服务成效	评估结果
社区层级—居民	提高社区居民的糖尿病核心知识知晓率；提高糖尿病患者自我管理能力；促进社区健康生活方式形成；提升市民生活品质及幸福感	每个社区：10～12场社区宣传活动、500例高风险评估、4个糖尿病患者自我管理小组、2个特殊个案	1. 总体：两期均顺利完成项目指标，第二期每个试点完成10场社区宣传活动、500例高危人群风险评估、4个糖尿病患者自我管理小组、2个特殊个案、10次探访等工作； 2. 患者：第二期患者自我管理知识掌握合格率由64%上升至99%（第一期从40%上升到91%），第二期患者自我管理态度正确应答率由服务前的58%上升至86%（第一期从58%上升到82%），患者自我管理行为正确应答率第二期由服务前的50%上升至76%（第一期从42%上升到75%）； 3. 两期患者的满意度均为100%	达成
项目层级—社工	建设一支规范化的糖尿病防控社工队伍	全市10个区（新区）每个区建立1个项目试点，每个试点≥1名双持证社工；规范化线下培训1期或线上500人次培训	1. 答对80%以上条目的社工数占参与培训人数的97%； 2. 双持证社工85人，试点社工41人，3700余名社工完成了线上课程的学习，为后期项目持续服务储备了力量	达成
	项目管理规范，保障项目高质量服务	以第二期为例，建立工作制度，开展2次督导，项目开展2次交流或总结会议，完成30篇报道，形成1册案例	全部完成，自行开发了《糖尿病自我管理小组标准化社工工作手册》、三类工具包（社工工具包、并发症体验包、项目效果评估工具包）和一套项目后台管理系统	达成

从表中可以看到，经过评估，以居民为服务对象的试点社区行动指标

（量）以及以社工为服务对象的主要指标量均已完成。在试点社区社工具体行动层面，项目组对比发现，两期的糖尿病风险评估、糖尿病患者自我管理小组节数超额完成，并且知识正确掌握率、态度、行为提升明显，第二期的比例值均高于第一期。从项目整体目标达到情况看，以社工为服务对象的糖尿病防控社工队伍基本建成，双持证社工达 85 人，且线上课程的更新，吸引了3700 余名社工参与了相关课程的学习，为后期项目持续服务储备了力量。

2021 年深圳市卫生健康委员会发布《健康深圳行动计划（2021—2030年）》，明确了适宜深圳市的糖尿病防治行动内容，并提出"深化社会工作介入糖尿病防控的社区、小组、个案工作方法，制定糖尿病社区防控社会工作服务标准，探索社区健康机构和社会工作者联动的糖尿病社区防控服务模式"。2023 年 2 月，项目入选"第二十届深圳关爱行动"。项目研讨总结形成了论文《基于程序逻辑模式视角下的糖尿病社区防控服务实践研究——以深圳试点项目为例》，并在中国社会工作学会主办的"中国社会工作学会 2023年会暨中国社会工作发展高端论坛"上荣获中国社会工作学会征文一等奖，充分展示了深圳社工开展糖尿病社区防控项目的典型成效、创新意义和研究价值。2024 年 5 月，项目组主导起草的"糖尿病社区防控社会工作服务"系列团标正式获批发布，期待以标准化提升社会工作服务质量，为其他地区开展糖尿病社区防控服务乃至慢性病管理提供借鉴。

（四）社区行动反馈改进

项目组在过程评估和年度评估后，不断对项目行动策略、服务成效指标等进行调整完善（详见表 2）。

表 2　深圳市社工参与糖尿病防控试点项目两期服务指标对比

项目指标	第一期	第二期	备注
规范化社工队伍建设（资质、制度、督导、培训等）	全市 10 个区（新区）每个区建立 1 个项目试点，每个试点 ≥ 1 名双持证社工	全市建立 ≥ 10 个社工参与糖尿病社区防控项目工作试点	要求无变化
	形成工作制度、开展 1 次督导、1 次交流	完善工作制度，开展 2 次督导，开展 2 次交流或总结会议，完成 30 篇报道，形成 1 册案例	指标增加
	线下培训 1 期	线上线下培训 ≥ 500 人次，线下培训 ≥ 1 期	糖尿病防控社工队伍培养需求

续表

项目指标	第一期	第二期	备注
服务覆盖	10 个综合试点社区 +10 个扩大试点社区 / 医院①	10 个综合试点社区 +10 个扩大试点社区 / 医院	要求无变化
社区宣传活动	12 场 / 社区	10 场 / 社区	根据工作量调整
高危人群风险评估	500 例 / 社区	500 例 / 社区	要求无变化
糖尿病患者自我管理小组	4 个小组 / 社区	4 个小组 / 社区	要求无变化
特殊个案	2 个 / 社区	2 个 / 社区	要求无变化
探访	12 次 / 社区	10 次 / 社区	根据工作量调整

四、研究结论

（一）社会工作参与糖尿病社区防控服务的有效路径

1. 资源融合："一卫五社"多部门联动

在项目第一期，以社区为阵地，发挥医生和社工的专业力量，优势互补，创立了医生 + 社工 + 志愿者三方联动的防控模式。在项目第二期，随着服务的精准化、精细化开展，社区多方资源整合，糖尿病社区防控服务发展为"一卫五社"多部门联动，即卫生健康相关资源（包括市、区、街道、社区多层级卫生健康慢性病管理部门资源）与社区—社会组织—社会工作者—社区志愿者—社会慈善资源的联动模式，最大限度地利用社区可用资源，提高服务可及性及质量。

2. 服务基础："理念 – 方法 – 工具"支撑

项目组和社区社工采用科学的理论基础、系统的社会工作服务方法、实践提炼产生的工具包，扎实开展糖尿病社区防控服务。

项目采取的理论基础既包含 PDCA 循环和 PLM 程序逻辑模式的项目管理方面的理论与方法，又包含社工在实际服务中使用的理论基础。在服务案例展演过程中，社工采用社会学习理论，通过社区宣传、风险筛查、患者自我

---

① 综合试点社区按要求开展全部服务，包括社区宣传教育、高危人群风险筛查、患者自我管理小组工作和个案服务等，扩大试点社区 / 医院仅开展患者自我管理小组工作。

管理小组工作和个案系列活动不断强化服务对象的认知，提升糖尿病核心知识知晓率；采用小组动力学理论，使患者自我管理小组成员在彼此互动与影响下，能按时服药、组队运动、缓解心理压力等，提升自我管理水平。针对特殊个案服务对象，社工运用生态系统理论，积极调动患者家人、朋友的力量，督促患者形成健康生活方式，达到健康状态好转的目标。社工在实际服务中还综合运用了地区发展模式、任务中心模式、个案管理模式、社会支持理论和全人健康发展模式等理论依据，确保了服务的全面性，为社区居民提供了更为精准和有效的糖尿病防控服务。

项目开展"社区宣传及高危人群风险评估筛查（社区）+ 患者自我管理小组（小组）+ 特殊个案（个案）"全链条系统化的社会工作服务，推动建立起糖尿病患者从"被筛查识别为糖尿病高危人群—社康机构接受血糖筛查确诊或排除糖尿病—参加自我管理小组活动—特殊患者一对一关怀救助"的全链条系统化的流程服务。服务涵盖社会工作职业方法的三大工作手法：社区、小组和个案。对于项目来说，将原来以社康机构为主的工作服务链条，外延到社区场所和患者家庭，构建了社工参与的社区—小组—个案服务链条，大大提高了社区糖尿病健康管理服务的长度和厚度。据在扩大试点社区 / 医院服务的社工反馈，仅开展患者自我管理小组活动而言，从小组成员招募到活动实施、结束，其付出的工作关系建立、人员关系维护等人力成本要高于开展综合服务。试点社区的社工和扩大试点社区 / 医院的社工，均认为开展综合的全链条社会工作服务效果要优于单纯的小组服务。①

工具，即社工工具包、并发症体验工具包和项目效果评估工具包。社工工具包主要用于社工开展社区宣传，包括血压计、血糖仪、腰围尺、体质指数转盘、《糖尿病自我管理知识手册》和糖尿病核心知识折页等；并发症体验工具包是由社会工作机构和医疗机构自主开发的，模拟糖尿病眼病、足病、周围神经病变、大血管病变症状的体验套装，让患者身临其境感受并发症带来的危害，提醒患者重视并发症筛查；项目效果评估工具包主要是项目使用的工具量表，包括糖尿病风险评估问卷、糖尿病患者知识态度行为评估问卷、

---

① 陈火星，吴肖冰，熊静帆，等. 基于程序逻辑模式视角下的社工参与糖尿病社区防控服务实践研究：以深圳社工试点项目为例［J］. 社会福利，2023（10）：45-54.

心理评估问卷及满意度问卷等。三大工具包的开发与利用，以糖尿病患者为中心，人性化地考虑到了社工工作的便利性、患者的需求和现实可操作性、项目服务的科学性。工具包的应用，不仅方便社工了解患者最新身体健康状况，而且并发症体验工具包还起到了警示作用，有效促进居民的主动改变，提升居民获得感，大大提高了项目工作成效，在一定程度上为糖尿病社区防控高质量服务奠定了扎实的工作基础。

3. 质量促进："规范 – 标准 – 智能"助力

项目在社区行动中全程贯彻"质量控制策略"，用"三个标准化"质控（工作流程标准化、服务与督导标准化、小组工具包标准化）、"两个规范化"质量保障（规范化培训、规范化项目管理）、"一个平台"信息化赋能（深圳社工参与糖尿病防控项目后台管理系统）三维度助力促进项目质量的持续提升。

在规范化项目管理方面，项目组成员的社会工作间接服务的重要性凸显。项目人员统筹行业资源，开展调研和策划、动员和召集试点机构、召开说明会、开发上述内容的培训课程、编印项目手册和标准化工具等，组织专家评估、开展糖尿病社区防控社会工作服务系列团标研究、参加行业交流大会宣读研究论文、案例展演、相互学习交流等，综合运用社会工作行政、社会工作研究、社会工作督导等间接服务方法，凝聚试点社工力量，不断探索社会工作介入公共卫生领域服务，彰显社会工作的专业价值。正是这样的社会工作间接服务，提供了规范化的糖尿病社会工作人才队伍培养体系、常态化的督导支持体系、标准化的社会工作服务体系等，支持、保障和促进每一名试点社工为居民提供高质量的社会工作服务。

（二）社会工作者的价值：以社工队伍为专业纽带，助推糖尿病防控服务主体多元化

在糖尿病社区防控服务中，社工队伍培养是基础。一方面，社工发挥主观能动性，不断创新服务方法和工具。例如，在服务对象知情同意的基础上，利用科技手段收集分析参与者的生活习惯、饮食、运动等信息，为其量身定制个性化的干预方案。同时，研发出并发症体验工具包并不断完善、引入减脂餐盘便于患者科学饮食、设计了胰岛素转盘卡帮助患者牢记注射位置、设计身份识别卡便于患者晕倒时能第一时间获得帮助等。社工

的服务创新为社区服务带来了温度，更获得了多方认可。另一方面，以社工为专业纽带，其角色从参与转变为引领，发挥资源协调者功能，将糖尿病健康服务融入社区日常工作中，让更多个人、企业等公益主体人参与糖尿病的社区健康管理。例如，南山区北头社区社工探索了糖友爱心宣传大使队伍建设；光明新区长圳社区社工采取了"五社联动"（社区、社会组织、社会工作者、社区志愿者、社会慈善资源）综合介入模式，形成了社工助力多元主体协作参与社区健康管理的良好局面，彰显了社会工作服务的专业性。

"深圳市社工参与糖尿病防控试点项目"是深圳社工介入公共卫生领域的服务探索，"卫社协同、多方共治"的社区慢性病管理模式为其他地区开展糖尿病社区防控服务乃至慢性病管理服务提供了宝贵的参考样本，对深圳乃至全国推广发展专业慢性病社工队伍、探索卫生健康从治疗到预防的社区行动具有积极的示范效应。

五、对策建议

深圳市社工通过探索实践参与糖尿病防控试点项目，构建了专业医疗资源、专业社会工作者、社区志愿者、社区社会组织等多元主体、多方共治的联动机制，是特大型城市基层治理的一项行动实践。结合当前项目工作的运行情况以及下一步工作思路，形成工作建议如下。

一方面，受项目持续性、社会工作购买服务的稳定性、社工流动性、社区资源整合缺乏黏合性等因素制约，项目后续发展还存在一定的不确定性和难点，需要在项目制度化、标准化、智能化，社会支持网络持续构建，社区资源制度化整合，治疗依从性和持久性上进一步深化，特别是突出社工异于医疗工作者、心理咨询师的独特优势，强化其服务提供者、资源整合者、支持者（增能者）的多元角色定位，进一步挖掘服务深度。

另一方面，由于社会工作在糖尿病防控服务中的作用"被看到"，目前深圳市部分区级慢性病防治机构已直接委托社会工作机构开展类似服务。项目组期待下一步能对比两种服务路径下的糖尿病社区防控服务成效。如双方合作（区级慢性病防治机构—社会工作机构）方式的服务成效更优，则建议区级慢性病防治机构联合社会工作机构开展持续的糖尿病规范化防控培训，以保障社会工作服务质量的持续提升；如多方合作（需市级卫生和社会工作枢纽组织统筹协调，提供技术支撑）方式的服务成效更优，则建议加大覆盖社区数量或逐步覆盖到其他慢性病病种。期待深圳社工参与糖尿病防控服务项目的有效服务路径能被复制到更多的社区，惠及更多的人群。

小组 篇

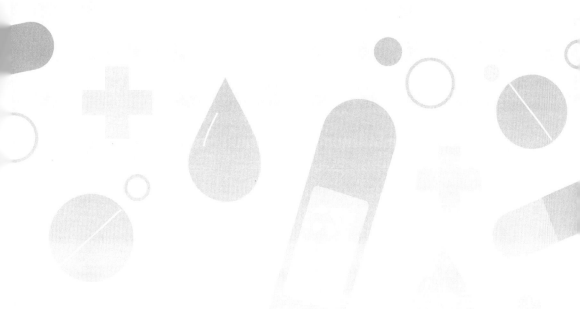

三社联动抗糖行·专业协同糖友记

——班杜拉社会学习理论在糖尿病患者自我管理小组中的运用

曾晓秀　于文涛　邓长江 [①]

一、小组基本情况

（一）小组名称："抗糖行·糖友记"糖尿病患者自我管理小组

（二）活动对象：确诊为 2 型糖尿病、年龄在 40～65 岁、愿意参加患者自我管理小组的社区糖友

（三）参与人数：11 人

（四）社工姓名：曾晓秀

二、小组目标

（一）提升组员对糖尿病基本知识的了解和掌握，促进组员自我观察，至少说出两点对糖尿病的认识；

（二）让组员在小组中学习"五驾马车"的控糖知识，促进组员自我判断和反应，至少掌握 5 种合适有效的糖尿病控制方法；

（三）引导组员通过识糖、控糖的过程进行自我调节，从而提高组员的自我管理能力，提升组员的生活质量。

---

① 曾晓秀，深圳市东西方社工服务社驻长圳社区党群服务中心社工服务项目负责人；于文涛，深圳市社会工作者协会副会长、深圳市东西方社工服务社理事长；邓长江，深圳市光明区人民医院长圳社区健康服务站全科医生。

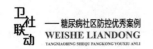
三、理论与方法

（一）班杜拉社会学习理论 [①]

该理论是由美国心理学家阿尔伯特·班杜拉（Albert Bandura）于 1977 年提出的，其着眼于观察学习和自我调节在引发人的行为中的作用，重视人的行为和环境的相互作用。该理论认为，自我调节是个人的内在强化过程，是个体通过将自己对行为的计划和预期与行为的现实成果加以对比和评价，来调节自己行为的过程。按照班杜拉的观点，自我具备提供参照机制的认知框架和知觉、评价及调节行为等能力。他认为人的行为不仅受外在因素的影响，也受自我生成的内在因素的调节。自我调节由自我观察、自我判断和自我反应三个过程组成。通过这三个过程，个体完成内在因素对行为的调节。

（二）介入方法

1. 根据理论明确工作内容

小组以班杜拉的社会学习理论为指导，运用社会学习理论的强化条件反射方法和社会学习方法促进组员提升糖尿病自我管理的能力。

第一，自我观察。通过不同环节的设置创建双向互动的平台，以细腻敏锐的理解营造安全的环境，让组员在小组活动中认识控糖效果不佳的原因，以"小组前测量表"进行自我评价，以"控糖过程"的周期性自我观察进一步反馈信息，促进组员呈现更多积极的行为。

第二，自我判断。在每节次小组活动中让组员为自己的行为确立目标，以合作交流的方式让组员参考自己的能力和标准进行自我判断和评估。在此过程中，社工用"实践体验""课后作业"进行正面强化，关注认同和促进回应，肯定组员的正面行为，促进组员自我判断和提升应用"五驾马车"知识的能力。

第三，自我反应。通过游戏与分享，让组员充分感受评价自我行为后产生的自我满足、自豪和自我批评等内心体验，通过理解、观察学习、奖励和惩罚的运用，让组员看到他人因正面行为受到称赞，促使组员效仿从而掌握

---

① 乐国安. 社会心理学［M］. 北京：中国人民大学出版社，2009：60-63.

合适有效的学习方法，提升自我管理能力。

2. 以同质性为标准招募组员

社工通过居民微信群、电话等方式招募组员并进行筛选。第一，招募信息上明确组员的年龄（40～65 岁）、特征（确诊为 2 型糖尿病）、需要处理的范围（组员自愿参与且渴望提升自我管理能力）等；第二，社工通过电话了解组员对自身血糖控制不满意的原因，筛选出"血糖控制不满意，希望学习更多正确合理控糖方法"的组员；第三，社工与个别糖友面谈，了解其血糖控制的情况、控糖方法以及其是否自愿参加小组等。

3. "三社联动、专业协同"综合介入模式

建立社康机构家庭医生、社区社工和社区志愿者合作的工作模式，其中社康机构医生每周以 PPT 形式向组员分享糖尿病防治知识，为组员答疑解难；社区社工为组员带来糖尿病知识体验、食物交换份实操、情绪察觉和压力管理等内容，引导组员相互认识；社区志愿者在社区发放糖尿病健康教育宣传手册、体质指数（BMI）量尺、腰围尺、小药盒等，强化社区动员氛围。通过"三社"联动帮助糖友正确认识糖尿病，提升自我管理能力。

四、小组过程

（一）介入计划

制订小组介入计划，明确 6 次小组集会主题。根据集会主题进行服务目标订立和服务内容设计，并在计划中重点安排个人经验分享、家庭作业分享和实操体验等环节。本案例小组的活动时间为 2023 年 4—6 月（详见表 1）。

表 1　小组计划表

节次	本节主题	服务目标	内容安排
第 1 节	控糖知识知多少	1. 组员间相互认识； 2. 增加组员对于糖尿病基本知识的理解； 3. 提高组员对血糖控制方法的认识	1. 社工自我介绍； 2. 组员之间相互认识； 3. 组员分享对于小组活动的期望； 4. 热身活动； 5. 共同学习糖尿病基本知识； 6. 相互分享个人经验； 7. 本节内容回顾，组员分享感受； 8. 布置家庭作业及预告下节次活动内容

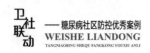

续表

节次	本节主题	服务目标	内容安排
第2节	并发症的认识与预防	1.掌握血糖监测的方法； 2.增加组员对糖尿病并发症的认识； 3.了解预防糖尿病并发症的方法	1.回顾上节次小组活动内容，介绍本节次活动内容； 2.热身活动； 3.组员分享家庭作业完成情况； 4.共同学习急性并发症和慢性并发症的症状、治疗和预防方法； 5.并发症体验环节； 6.引导每位组员进行分享，并总结预防并发症的经验和方法； 7.总结本节次小组活动内容，请组员分享感受及收获； 8.布置家庭作业及预告下节次活动内容
第3节	健康饮食我做主	1.增加组员对糖友健康饮食原则的认识； 2.协助组员掌握食物交换份的方法； 3.增强组员对食品营养标识的认识	1.回顾上节次小组活动内容，介绍本节次的活动内容； 2.热身活动； 3.组员分享家庭作业完成情况； 4.展示食物金字塔模型，学习糖友健康饮食的原则； 5.共同学习食物交换份及应用的方法； 6.认识食物包装说明，并合理选择食物； 7.总结本节次小组活动内容，请组员分享感受及收获； 8.布置家庭作业及预告下节次活动内容
第4节	健康运动，控制体重	1.协助组员了解健康合理的运动方式； 2.协助组员掌握运动安全的评估方法； 3.协助组员制订适合自己的运动方案	1.回顾上节次小组活动内容，介绍本节次活动内容； 2.热身活动； 3.组员分享家庭作业完成情况； 4.组员分享日常的运动方式和运动习惯； 5.认识健康合理的运动方式，并评估运动的安全； 6.学习制订适合组员的运动方案； 7.总结本节活动内容，请组员分享感受及收获； 8.布置家庭作业及预告下节次活动内容
第5节	药物使用	1.了解常见的降糖药物及其服用注意事项； 2.协助组员掌握正确的胰岛素注射方法	1.回顾上节次小组活动内容，介绍本节次活动内容； 2.热身活动； 3.组员分享家庭作业完成情况； 4.了解糖尿病药物服用的须知及注意事项，请组员分享经验； 5.胰岛素的正确使用指导； 6.总结本节次活动内容，请组员分享感受及收获； 7.布置家庭作业及预告下节次活动内容
第6节	小组回访，评估成效	通过小组回访评估，了解组员学习后血糖控制情况，巩固其学习效果	以电话或者入户探访的形式对组员进行回访，了解组员的控糖情况，填写小组满意度表以及回访表

（二）小组发展情况[1]

小组介入过程分为 5 个阶段，包括认识糖尿病、饮食控糖、运动控糖、药物控糖、情绪调节。

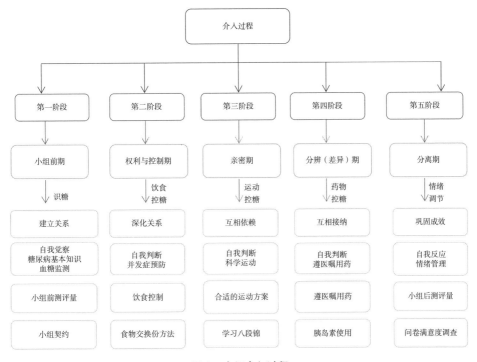

图1 小组介入过程

第一阶段：小组前期，建立关系，自我觉察、糖尿病基本知识、血糖监测。

在第一次小组活动中，组员对小组充满好奇与期待，既想接近又想逃离，行动上迟疑不决，态度上有投入多与少的矛盾，彼此间不够亲近；同时组员与社工存在一定距离，沟通模式呈现典型的权威式，小组凝聚力较低。为了促进组员间的互动与交流，社工安排了"画手指"游戏，引导组员订立小组规范，增进彼此的了解。在此阶段中，社工强调所有的组员都是"正常的"（非病理性），鼓励组员自我观察，学习糖尿病基本知识。在本节次小组活动中社工建立了安全的环境，注重营造温暖、友善的气氛，并尽快建立社工与

---

① 刘梦. 小组工作［M］. 北京：高等教育出版社，2003：161-194.

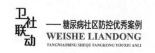

组员、组员与组员之间的良好关系。

第二阶段：权利与控制期，深化关系，自我判断、并发症预防。

组员之间的沟通和互动增多，小组凝聚力有所提升。组员感到小组有潜能可满足自身的需求，对社工或其他组员进行试探，界定彼此的关系，开始小组内的权利纷争。社工针对此类情况，根据组员的兴趣爱好，尽可能多地安排组员进行自我展示，例如引导组员进行糖尿病并发症的体验、实操食物交换份、计算 BMI 数值、认识食物包装说明等。这些动手实践的环节让组员能够充分展示自我，投入小组。另外，社工利用"课后作业"强化组员的正面行为，减少组员的负面互动，增强小组内互动的正面效应。在此阶段，社工关注组员所表现的情绪，并能作出认同和促进性回应，运用同理心、联结、限制等小组技巧让组员更加重视自我控糖方法的学习和应用。

第三阶段：亲密期，互相依赖，自我判断、科学运动。

组员开始互相了解、依赖，愿意敞开心扉，希望获得与他人之间的依赖与满足感。小组的沟通模式呈现典型的民主型，小组凝聚力明显增强，社工的领导者角色持续减弱，组员逐渐认识到自己在小组中的改变和成长。在此阶段，社工深信组员有解决自己的问题和困难的能力，并提供合适的机会让其改变自我，例如让组员自我判断运动方法是否适用自己，制订自己的运动管理计划表。本阶段通过小组分享让组员充分感受评价自我行为后产生的自我满足和自我批评等内心体验，促使组员在日常生活中应用所学的知识和方法。

第四阶段：分辨（差异）期，互相接纳，自我判断、遵医嘱用药。

组员意识到各自在小组中都是独一无二的，对小组及组员间的关系和需要都更现实；组员之间可自由发表意见，沟通融洽；小组凝聚力增强，权利关系得以澄清，互相接纳，形成良好的小组氛围。在此阶段，社工跟随组员的步伐，陪伴组员，运用鼓励、引导、同理心等小组技巧让组员了解糖尿病药物服用的须知及注意事项、胰岛素的正确使用方法等，并邀请组员完全地表达自我感受，使其在小组中充分自我反应和自我评价，学习其他组员在家庭中使用该部分技巧的成功之处，从而掌握合适有效的药物使用管理方法。

第五阶段：分离期，巩固成效，自我反应、情绪管理。

小组活动已经完成，小组成员面临分离。社工带领组员回顾每一节次小组活动的内容，巩固小组活动成果。当个别组员表现出离别情绪的时候，社工通过肯定组员的表现和收获，同感其情绪，鼓励其分享自己最大的收获，引导其调节自我情绪。在本节次小组活动中，社工注重运用鼓励、同理心等小组技巧促进组员自我调节，整合自我成长，将小组活动中所学知识应用到实际生活中。

五、评估

社工使用问卷和观察这两种方法对小组活动进行评估，重点评估组员参加活动前后知识、态度和行为习得等变化。

（一）前后测问卷测评：评估组员的成长情况

在小组活动开展前和结束时，社工让组员根据自己的实际情况填写前测和后测问卷。通过对前后测问卷问题选项进行数字赋值，统计每个组员的前后测结果。调查结果显示，组员在糖尿病知识、态度和行为得分方面有较大的提升，说明服务介入有效。

（二）满意度问卷测评：评估组员的满意度情况

小组活动结束时对组员进行满意度调查。结果显示组员能够自我观察，了解了糖尿病的基本知识；能够自我判断和反应，掌握了合适有效的自我管理方法，小组目标达到；组员在6节次小组活动中进行自我调节、正面互动，对活动内容、时间、地点安排和个人投入的满意度达100%。组员对该小组的总体评分比较高，社工可根据组员需求，在之后工作中继续链接该类资源提供服务。

（三）参与记录表测评：评估组员的参与情况

本小组报名11人，每节次活动至少有8人参加，平均出席率为80.5%。中期由于组员个人出游计划、工作、家庭影响等因素，出席率降低。但是组员参与小组活动的热情高涨，投入度高，大家的学习欲望非常强烈，主动和社工、医生进行互动，积极和其他组员互动交流。在最后一节次的小组活动中，组员分享了对"五驾马车"知识的学习心得，纷纷表示要把所学知识应用到日常生活中。

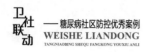

（四）家庭作业及观察测评：评估组员的学习情况

组员坚持完成家庭作业，在识糖、控糖的过程中较好地进行自我调节，且对自己十分有信心。组员的改变主要体现在三个方面：一是知识增加，由观察访谈可知他们学会了药物使用、饮食、运动、情绪管理等 6 种方法技巧，且表示会在生活中应用学到的技巧；二是态度改变，组员通过小组学习后，认真对待自己的疾病，运用"五驾马车"知识管理自己，而不仅仅靠吃药；三是行为习得，组员家属纷纷对社工表示感谢，并反馈组员在家饮食会减盐、减油以及坚持运动，以实际行动进行自我管理（如图 2 所示）。

家庭作业的分享

我的血糖记录

性别：男/女　年龄：58　体重：79 kg
中国 2 型糖尿病血糖控制目标：空腹血糖：4.4~7.0 (mmol/L)　非空腹血糖：<10.0 (mmol/L)
并发症：心/肾/眼底/血管/神经/无；合并症：高血压/高血脂/高尿酸/脂肪肝/吸烟/早发心血管病家族史/其他：

姓名：▓▓▓

日期	早餐前血糖	早餐饮食及活动记录	早餐后血糖	午餐前血糖	午餐饮食及活动记录	午餐后血糖	晚餐前血糖	晚餐饮食及活动记录	晚餐后血糖	晚餐后饮食及活动记录	睡前血糖
例:7月18日	6.5	牛奶一杯、肠粉一份、鸡蛋一个	8.2	6.8	猪扒饭一碗、豆角(去糖)一杯、散步 30 分钟	9.4	7.0	白米饭半碗、眼豆豆 3 块、炒上海青	9.7	威化饼干 3 块、广场舞 1 小时	9.3
4月22日	5.5	鸡蛋1个,外... 炒米粉一碗	8.1		外出						
4月23日	5.4	鸡蛋1个,面包1个	8.6		外出		18.08约	白米饭1碗、薯茭一条			
4月24日	5.5	鸡蛋1个,面包1个,玉米浓汤1碗		5.6							
4月25日	5.6	牛奶1碗、面包2个	8.9	5.1	米饭1碗、蔬菜3块、排骨	9.1	5.6	白米饭1碗、鸡肉2块	9.00	慢跑 1 小时	6.00
4月26日	5.1	牛奶500ml、菜包1个,面包1个	8.3	4.7	米饭1碗、青肉半碗、排骨2块	8.7	5.5	白米饭1碗、鸡肉6块	8.9	慢跑 1 小时	6.80

注：每天早上6点走路、慢跑30分钟后进食早餐，慢后约2小时散步
每天下午:3:30约—5:30喝奶2小时
每天晚饭后半小时—1小时后慢跑1小时

图 2　组员血糖记录

六、专业反思

（一）建立"三社联动、专业协同"综合介入模式

在以往的服务模式中，患者被动接受治疗和服务，致使很多患者不重视自己的疾病。新的介入模式尝试通过社区社工 + 社康机构医生 + 社区志愿者"三社"联动，主动介入和综合介入（如图 3 所示）。

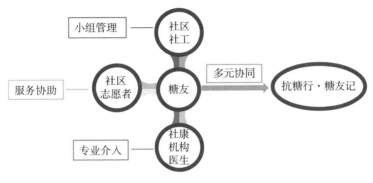

图3 "三社"联动视图

（二）社工的特殊角色：欣赏者角色

在本次小组活动过程中，社工在不同时期充当着不同的角色，如领导者、鼓励者、引导者、评估者、观察者、记录者等。而以班杜拉社会学习理论为指导，社工还要充当欣赏者的角色，以优势视角视之。该角色的运用得当取决于社工的基本态度，即真诚、无条件的接纳以及共情。在小组活动中，组员容易被贴上"有病"的标签，引发组员抵触情绪。因此，社工首先要察觉和调整自己的感受和反应，对伴随着这些感受和反应的内在动机进行体会和知觉，并在合适时机把自己的感受坦诚地表达出来。其次，无条件的关怀和接纳表现在社工对组员深入持久的信任和欣赏，以及对每一个组员的尊重和珍视。社工只有抛开了自己的经验和期望，诚挚地欣赏组员的个性、行为、经验、感受和思想，才能做到以"同理心"去理解组员。

（三）以陪同、关注性认同、促进式回应强调自我调节

班杜拉社会学习理论强调个人对行为的自我调节。良好的自我调节能帮组员把内部的资源释放出来，并将其用于成长和发展。在自我调节中陪同、关注性认同、促进式回应十分关键。

第一，自我调节中陪同。在小组活动中，社工陪同组员循序渐进地识糖、控糖，学会观察、判断，用适当的方法技巧调节自我行为，提升自我管理能力。

第二，关注性认同。社工秉持专业的价值和态度（真诚、无条件的接纳、共情），注重在关注中认同组员。组员得到社工的理解，就会受到鼓舞，并且

表露更多真实的自我，当感到被理解了，他们就会觉得自己处于一个很安全的环境中，并勇敢地继续向前探索。

第三，促进式回应。社工与组员的交流要充分体现温暖的关怀和真诚接纳。社工不能因为组员的某一个行为而得出该组员更值得去接纳或不值得接纳的结论。社工只有无条件地接纳和促进式地回应，组员才会把内心的想法和感受表达出来，在分享环节中才更愿意坦露自己的心声，特别是自我压力和情绪的情况。

督导评语（毛黎明）

该案例以班杜拉社会学习理论为行动指导，关注参与者用自我生成的内在因素调节自身状况。在整个参与过程，工作人员发挥了外部环境因素的引导功能，在小组活动的全部过程激发组员的自我认识以及自我行动的提升。案例操作过程体现了社会工作服务专业与医务专业的融合性给组员带来的改善。通过前后测的监控分析，清晰地呈现了该小组的服务成效。案例从服务设计—服务介入—服务产出全过程操作，质量较高，也反映出该项目负责人对此项目倾注了较高的投入度以及所具备的较佳的专业能力。

问而好学　学而知行

——PBL 模式在 2 型糖尿病患者自我管理小组中的应用

李　香　陈玉华　王　娟[①]

一、小组基本情况

（一）小组名称：糖尿病患者自我管理小组

（二）活动对象：18 岁及以上 2 型糖尿病患者

（三）参与人数：15 人

（四）社工姓名：李香、邝兵成、廖晓玲

二、小组目标

激发组员自我管理的自主性，促进组员自我管理知行合一。具体目标包括：

（一）协助组员树立自我管理"第一责任人"意识；

（二）增强组员面对自我管理问题的勇气与信心；

（三）帮助组员掌握自我管理知识和实践自我管理技能。

三、理论与方法

基于问题的教学方法（Problem-Based Learning，PBL），是以学生为中心、以问题为导向、教师指导的小组式学习，在解决问题的过程中让学生综合运用多种知识，同时更新知识、学习解决问题的新方法和技巧，达到使学生进

---

① 李香，深圳市龙岗区春暖社工服务中心初级督导、医务社工；陈玉华，香港中文大学（深圳）附属第二医院内分泌代谢科主任；王娟，香港中文大学（深圳）附属第二医院内分泌代谢科护士长。

步的教学目的[①]。

这种方法广泛应用于学校教育，但在患者教育中应用较少。在本次小组活动中，社工通过文献阅读及与医护跨专业团队的交流，发现本社区 2 型糖尿病患者自我管理教育存在"两偏"问题，即内容偏理论、方式偏讲座。考虑到自我管理的学习与行为更多需要患者的主观能动性，社工决定尝试探索 PBL 模式应用于此类小组的活动并评估是否有效。

实践中，社工运用 PBL 模式，通过引导组员提出具体问题，让组员在分析、解决问题的过程中，运用小组所学，有效吸收并内化实践，来推动目标的实现。首先，社工设计了 PBL 模式介入路径，将组员的自我管理问题导入课程中，以问导学；小组活动过程中，社工设计每节的主题环节均由"问题导入"开篇，激发组员学习动力，然后由医务人员将知识点进行通俗易懂的"翻译"，以问导思，助力组员吸收；在组员体验环节，社工带领组员实操并答疑解惑，增进交流，营建同路人氛围；在每节课后，通过自我管理作业打卡及自问反思，督促组员以学促行，助力组员知行合一。

四、小组过程

（一）小组计划

在开展小组活动前，社工制订了详细的工作计划，明确每次活动的主题、目标及内容。一般情况下，每周开展一次小组活动，本案例小组的活动时间为 2022 年 10—11 月，活动地点在深圳市龙岗区某医院内分泌代谢病中心（详见表 1）。

---

① 景晓芬. PBL模式在社区社会工作课程实践教学中的应用研究［J］. 大学教育，2021（4）：142–144.

表 1 小组计划表

节次	主题	具体目标	主要内容
1	控糖知识知多少	相互认识，订立契约，激发组员学习兴趣与"第一责任人"的意识，协助组员掌握血糖监测方法	1. 破冰游戏：五指画（彼此介绍认识）； 2. 契约：社工介绍小组活动方案、组员分享自我管理问题及对小组期望、制定小组契约； 3. 医生分享：糖尿病健康知识（问题导入，糖尿病基本知识）； 4. 组员体验：血糖测量与结果判断； 5. 小结及感受分享，征询组员意见组建微信群，布置作业，预告下节次内容和时间 （注：课后，社工督促组员完成自我管理日记、线上打卡与微信群互动等，下同）
2	并发症的认识与预防	增加组员对并发症及其预防的认知，增强组员面对自我管理问题的勇气与信心	1. 热身游戏：雨点变奏曲； 2. 作业回顾与答疑； 3. 医生分享：糖尿病并发症（问题导入，了解急性和慢性并发症）； 4. 组员体验：并发症体验与分享； 5. 小结及感受分享，布置作业，预告下节次小组活动内容和时间
3	健康饮食我做主	增加组员了解糖友健康饮食原则，掌握食物交换份的方法，制订个性化食谱	1. 热身游戏：社工说； 2. 作业回顾与答疑； 3. 医生分享：巧妙饮食（问题导入，食物金字塔模型，健康饮食原则，食物包装与饮食选择，食物交换份学习及应用）； 4. 组员体验：设计一日食谱，经验交流； 5. 小结及感受分享，布置作业，预告下节次小组活动内容和时间
4	健康运动，控制体重	协助组员了解健康合理的运动方式，掌握运动安全的评估方法，制订个性化运动方案	1. 热身游戏：手指操； 2. 作业回顾与答疑； 3. 医生分享：健康运动，控制体重（问题导入，运动方式，运动安全）； 4. 组员体验：室内运动体验（手指操与八段锦），制订个人运动方案； 5. 小结及感受分享，布置作业，预告下节次小组活动内容和时间
5	药物使用	协助组员了解常见的降糖药物及其服用注意事项，掌握正确的胰岛素注射方法	1. 热身游戏：你比我猜； 2. 作业回顾与答疑； 3. 医生讲堂：药物使用（问题导入，糖尿病药物服用须知及注意事项，胰岛素使用指导）； 4. 组员体验：用药答疑，案例交流； 5. 小结及感受分享，布置作业，预告下节次小组活动内容和时间

节次	主题	具体目标	主要内容
6	我要做"控糖达人"	协助组员总结整体小组的收获和感受；巩固所学所得，继续做好自我管理	1. 总结回顾，分享感受； 2. 组员体验：体验放松的三种方法； 3. 4F 总结法（事实、感受、发现、未来运用）； 4. 共商小组续集：线上有奖问答、控糖达人评选、蓝光行动等； 5. 后测问卷、满意度调查等评估

（二）小组发展状况

本小组针对组员的活动共 6 节次，15 名组员通过全程参与，自我管理认知与行为得到持续提升，社工的教学带领能力也在小组互动过程中得到强化。

1. 小组活动初期情况

（1）进程与反思：破冰与以问导学

小组活动初期，由于组员彼此陌生，社工引入了"五指画"趣味游戏进行破冰，让工作人员与组员相互介绍和认识，消除初次见面的陌生感。然而，社工意识到最核心的问题并不是陌生感，而是组员对小组活动的期望不一致、对小组的信任度不足以及缺乏团队凝聚力。这些问题直接关系到组员的持续参与度和小组核心任务的完成度。为应对这些挑战，社工采用了 PBL 模式中的以问导学方法，结合明确的目标和任务导向，引导组员共同面对和解决问题。

（2）PBL 模式运用：问题聚焦与小组契约

社工阐述了小组的方案与目标，并引导小组成员分享他们在自我管理方面遇到的问题以及对小组的期望。社工给予了积极的回应，强调本小组的活动旨在解决大家的实际问题。除了医生分享和互动体验内容，每节活动均会布置课后作业并提供指导，鼓励大家相互交流和学习。

通过采用 PBL 模式，社工成功收集并聚焦了组员的共性问题，促进组员初步树立自我管理"第一责任人"的意识，并增强了组员参与小组活动的动力。同时，PBL 模式也促进了组员之间的信任与联结。所有组员均表示将全程参与小组活动，小组契约也在此阶段共同商量制订。

在医生分享主题内容前，均由问题导入开场，吸引组员认真听讲并积极参与互动。在医生分享之后，由社工带领组员开展主题体验活动，包括血糖测量与结果判断、并发症体验与分享等。共同的目标与任务，让组员初步形成了对小组的信任与团结互助。

2. 小组活动中期情况

（1）进程与反思：共性问题的发现、技巧回应与带领策略

小组活动中期，随着共同目标的确立与任务的展开，组员逐渐打开心扉。例如，在饮食交流环节，社工首先表明尊重、真诚与不评判等原则。有组员试探地发问："我看不惯浪费，喜欢清盘，有时会吃撑。你们会不会这样？"其他组员积极回应，纷纷表示自己也不会浪费食物，同时探讨如何应对"按每日所需热量，用定量餐盘来控制""细嚼慢咽""最好是少买少做""可以把多的食物送人"等话题，社工引导大家主动分享自己的做法。组员在讨论与交流中发现大家存在一些共性问题，而且组员提出的问题在小组能够得到回应，组员间展开讨论、探索出一些具体可行的小技巧，也增强了大家面对自我管理问题的勇气与信心。

值得注意的是，在大家开始愿意表达自己的意见时，有些组员话匣子易开难收，有些组员却沉默游离，甚至组员之间出现了意见分歧和争执。针对上述问题，社工运用带领技巧来回应。例如，不评判，鼓励各抒己见；巧用组内力量，对争执话题，社工邀请"资深糖友"组员发表意见；对"话匣子"组员授予"点子王"称号并建议更多分享可留到指定环节；对沉默游离组员安排派发物资等工作，以增强其参与感。

（2）PBL模式的应用：组员主导与积极反馈

在此期间，PBL模式继续发挥作用，"以问导学"推动着小组活动往设想方向进行，组员自觉形成讨论团队，小组活动的主导者逐步由社工转为组员。组员相互鼓励、相互帮助，氛围温馨和谐。

医生分享"巧妙饮食""健康运动，控制体重"等主题内容，参照小组活动初期经验，继续由问题导入开场，熟悉的节奏让组员感到亲切与放松。社工带领组员开展主题体验活动，包括设计一日食谱、室内运动体验与经验交流等，也增加了提问以及"夸夸乐"等形式与内容的活动，及时鼓励表现积极的组员，增加组员参加小组活动的信心和依从性。

3. 小组活动后期情况

（1）进程与反思：总结与展望，关注情绪与延续性

医生分享"药物使用"主题内容，依然由问题导入开场，由"你说我听"

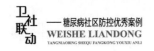

到"我说你听"循序渐进地讲解，让组员更易跟上进度。在组员体验环节，除了解答组员的用药问题与开展案例交流，社工还带领组员体验放松的三种方法，引入 4F 总结法（事实 Facts、感受 Feelings、发现 Fingdings、未来运用 Future use）对小组活动进行回顾总结，肯定组员的成长，巩固小组活动成果。

在小组活动接近尾声之际，有组员表示越来越舍不得这个团队，更多组员担心自我管理实践失去督促与指导后可能会退步。对此挑战，社工以关注组员情绪作为回应，以"我们毕业了"作为小组活动结束的主题，一方面通过设置留言墙、组织组员合影留念与组员击掌约定等方式缓解组员焦虑；另一方面做好小组活动总结并展望未来计划，消除组员顾虑。

（2）PBL 模式的应用：以问导思，借力收尾

小组活动后期，社工通过以问导思，借用组员的力量完成收尾。

总结阶段，社工引入 4F 总结法，带领组员回顾在小组发生了什么、学到了什么、有什么感受、有什么收获可以运用到未来，组员进行思想碰撞，争相分享在自我管理方面好的做法以及不足的地方，彼此鼓励继续做好自我管理。

针对组员担心小组活动结束后失去督促力量的问题，社工抛出问题"那你们有什么建议呢"以收集组员的想法，有组员回应"微信群继续保留""咱们还继续打卡""有问题可以在群里问"等建议。社工回应，并与组员达成继续保留微信群、社工择期回访、继续跟踪 3 个月的组员自我管理行为等后续活动。以提问方式收集组员想法，再整理成小组后续活动安排，让组员感觉到"后续活动是自己要求的"，从而促进自我管理"第一责任人"的意识与主观能动性。

五、评估

社工对全体组员开展了满意度调查，并结合小组活动进程情况，对照小组原定目标，总结本次小组应用 PBL 模式后达到了预期成效，主要体现在三个方面。

（一）调动了组员自我管理"第一责任人"的意识

在小组启动及每节次活动开展前，社工向组员收集自我管理方面的问

题，再以"问题导入"拉开每次医生分享的序幕，以回应问题为导向进行讲解与互动交流。整个过程中，教育注重个体化，组员带着问题来学习，所提问题能够在小组中得到回应，有组员间的探讨，也有医护人员与社工的引导。相比传统的讲座模式，增强了组员的主动性与能动性。在 6 节次的小组活动中，组员出席率、提问率、作业完成率与打卡率等均为 100%，血糖控制也较好。

（二）提升了组员面对自我管理问题的勇气与信心

在小组活动的讨论环节，有些组员初期"害怕分享自己的问题""怕被人笑话"，后来发现大家或多或少都有类似的问题，认识到直面问题才是解决问题的第一步，到小组活动后期变得畅所欲言。在实践过程中，组员们应用所学，逐渐摸索出一些具体可行的自我管理小技巧，并且在小组内进行分享交流与相互切磋，进而提升了面对自我管理问题的勇气与信心。

（三）增强了组员自我管理知识与技能的实践能力

对组员的前后测评结果显示：对糖尿病管理的知识、态度、行为三方面，整体分别提升了 6.67%、15.45%、9.34%。组员参与 6 节次活动后，血糖与血压等方面管理良好，有 10 名组员被评选为"控糖达人"。小组活动结束后，组员纷纷表示受益匪浅，还有组员及家属送来了感谢信和锦旗。

六、专业反思

（一）PBL 模式下社工角色切换：教育者与使能者

PBL 模式以组员问题为中心。在小组活动初期，社工定位为"教育者"，针对组员提出的问题，协同医生为组员提供新知识与新方法。在此期间，社工常常担心组员提问"超纲"而回应不到。但是，在小组活动中期及之后，社工发掘到组内力量，对组员角色进行了动态引导，邀请组员中的"资深糖友"进行回应，通过组员间的交流与切磋，总结出大量小技巧，这也验证了"服务对象才是解决问题的专家"这一观点的正确。因此，将 PBL 模式应用于此类小组活动时，社工可根据不同阶段进行"教育者"与"使能者"之间的角色切换，以充分发挥组员的能力，进一步激发组员参与小

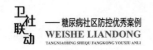

组活动的热情。

（二）4F 总结法巩固小组成效，延续小组力量

经过精心策划与组织，本期小组活动圆满结束。然而，在小组解散后，每位组员如何独立进行自我管理与提升，将是社工面临的新挑战。为确保小组活动的效果能够持续和深化，社工在本次活动中引入了 4F 总结法，并以提问的形式引导组员进行反思和总结，使整个过程更具条理性和框架性。同时，为延续小组的力量和影响，社工通过以问导思、以思导论的方式，与组员共同探讨如何将所学的知识应用于日常生活，编写了小组解散后的"续篇"，为小组活动成果的进一步发展奠定了基础。

督导评语（杨怡妮）

在本案例中，社工团队以成效为核心导向，引入了医院内分泌科的专业医师团队资源，构建了高效跨专业的合作框架。团队紧密围绕小组设定的目标与任务，精准对接组员需求，创造性地采用了 PBL 教学模式，通过设问引导学习，有效激发了组员的参与热情与自我驱动力。在小组活动的不同阶段，团队灵活运用多种策略，并在总结阶段采用了 4F 总结法，确保了服务质量和效果。本案例不仅帮助组员实现了积极的改变与成长，也促进了社工自身能力的提升，充分体现了社会工作的专业价值和服务精神。因此，本案例对于同领域的人员具有一定的借鉴意义。

"战糖能手"

——小组动力学在糖尿病患者自我管理小组中的尝试

沈卓静　梁嘉文 [①]

一、小组基本情况

（一）小组名称："战糖能手"糖尿病患者自我管理小组

（二）活动对象：深圳市南山区蛇口街道 60 岁及以上 2 型糖尿病患者

（三）参与人数：10 人

（四）社工姓名：沈卓静

二、小组目标

（一）组员进一步意识到糖尿病自我管理的重要性；

（二）85% 的组员增加对糖尿病知识的了解，至少掌握两种控制血糖的方法；

（三）80% 的组员因患病带来的心理压力得到缓解；

（四）提高组员自我管理的行动力。

三、理论与方法

小组动力学的理论基础是勒温的场域理论（Field Theory），该理论将人的心理和行为看作一种场的现象，是人与环境的函数，即 $B=f(P \cdot E)$，其实

---

① 沈卓静，深圳市南山区社会工作协会驻蛇口街道社工服务站一线社工；梁嘉文，深圳市南山区社会工作协会驻蛇口街道社工服务站一线社工。

质就是认为人的行为是个人与环境相互作用的结果。[1] 在本小组中，B 代表控糖行动，P 是个人，E 为糖尿病患者所处的环境，糖尿病患者在小组活动过程中学习糖尿病相关知识，了解正确的控糖方法，树立控糖信心。通过组员间的互助分享，交流患病带来的心理压力及缓解方法，促进人和环境及其相互作用的影响；通过专业医生进行糖尿病知识分享，提升组员对糖尿病的认知水平，从而影响其心理和行为（如图 1 所示）。

$B=f(P \cdot E)$ [B：控糖行为，P：个人，E：所处环境（场）]

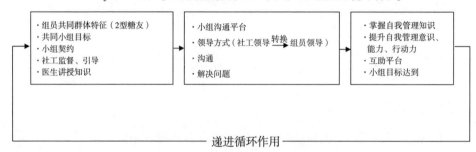

图 1 小组动力学在小组中的运用

勒温从场域理论对小组动力学进行分析，认为小组是一个整体，而小组本身存在于更大的社会场中，这个场又存在许多相互交织的动力关系；小组中的各成员或各部分相互依存；每个成员都存在于这个社会场中，即使是成员自己的问题也都必须从作为小组成员的角度来看待。社区自组织是社区场域中的一种组织形态，具有来自于民且服务于民的特点，是社区治理和社区服务体系中非常重要的力量。社工通过小组服务的形式，以期组员在小组活动结束后能形成"小而简"却有力量的自组织，推动辖区营造全民健康、慢性病科学防控氛围。

在小组活动过程中，社工将小组看成一个整体，引导小组成员制订适当的小组规范；在小组过程中引导组员学习糖尿病相关知识，分享各自应对糖尿病的科学方法，帮助他们缓解因患病带来的压力，协助其解决在生活中遇到的问题。社工在小组活动过程中通过鼓励引导，营造一个互相帮助和支持的氛围，强有力地把组员的个人需求与小组目标联结在一起，使得小组活动过程中所学习到的知识能够影响小组成员的行为，最终在小组学习过程中树

① 刘梦. 小组工作 [M]. 北京：高等教育出版社，2013：54-56.

立对糖尿病的正确认知，学习科学的控糖方法，并且能有效地舒缓因患病带来的压力。

四、小组过程

根据糖尿病患者自我管理小组的活动要求，制订小组计划，明确每次活动的内容及目标。一般情况下，每周开展一次小组活动。对每次小组活动的目标达到情况进行评估，以观察小组的发展情况（详见表1）。

表1 小组活动内容及目标达到情况

节数	分节主题	内容	目标达成情况
第1节	控糖知识知多少	1. 社工自我介绍，明确小组目标及内容，组员间相互认识（破冰游戏）、介绍病史、身体状况、遇到的困难、对小组的期待等，填写前测问卷； 2. 社工引导组员积极投入小组活动，相互熟悉，制订目标与契约，培育小组动力； 3. 医生分享糖尿病基本知识； 4. 社工引导组员分享感受及个人经验； 5. 社工总结本节次小组活动内容并布置家庭作业（包括血糖、饮食及运动记录、压力舒缓方法等），告知小组成员下节次小组活动开始前组织分享家庭作业完成情况	1. 社工在小组活动开始前介绍小组内容，并明确小组目标，社工现场观察发现100%的组员举手表示明白； 2. 建立小组契约，小组动力初步萌芽； 3. 组员已基本掌握本节小组分享的糖尿病基本知识（小组活动开展前80%的组员对血糖监测的原理及诊治知识等不太了解，小组活动结束后90%的组员可以说出上述知识）
第2节	并发症的认识与预防	1. 社工带领组员回顾上节次小组活动内容，介绍本节次小组活动的内容； 2. 组员分享家庭作业完成情况，并分享各自血糖监测情况以及近期饮食和运动情况，同时也表示对身患糖尿病的担心； 3. 互动游戏（你比我猜），引出本节次小组活动的主题； 4. 了解急性并发症和慢性并发症的症状、治疗和预防的方法； 5. 并发症体验环节，鼓励每位组员进行分享，并总结预防并发症的经验和方法； 6. 总结分享及布置家庭作业	1. 社工协助组员体验式地学习糖尿病并发症相关内容，组员已基本掌握本节次小组活动介绍的糖尿病并发症相关知识； 2. 本节次小组活动布置家庭作业时，特别强调让组员回去继续了解和思考糖尿病并发症相关的内容，并在下一节次小组活动时分享自己尝试过的缓解患病压力的方法

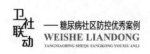

续表

节数	分节主题	内容	目标达成情况
第3节	健康饮食我做主	1. 社工带领组员回顾上节次小组活动内容，介绍本节次小组活动内容，组员分享家庭作业完成情况，社工鼓励大家头脑风暴压力缓解的方法； 2. 展示食物金字塔图片，共同学习糖友健康饮食原则，认识食物标签，并合理选择饮食； 3. 总结分享及布置家庭作业	1. 在社工的引导下，组员通过自主学习、经验分享，掌握了筛选糖尿病患者健康食物的技能； 2. 组员形成管理患病压力的意识，尝试同伴互助指导； 3. 组员间的联系加深，支持力度增强，小组动力的能量开始发挥作用
第4节	健康运动，控制体重	1. 社工带领组员回顾上节次小组活动内容，介绍本节次小组活动的内容，组员分享各自血糖、饮食情况； 2. 认识健康的运动方式，评估运动的安全，并制订适合组员的运动方案； 3. 组员分享各自的运动习惯，其中一名组员带领其他组员练习八段锦，获得组员的一致认可； 4. 总结分享及布置家庭作业	1. 全部组员均表示了解了健康的运动方法； 2. 结合医生的意见，组员自主选择并制订适宜的运动方案； 3. 小组动力逐渐成熟，部分组员主动推动小组发展，其他组员积极参与
第5节	糖尿病药物使用	1. 回顾上节次小组活动内容，介绍本节次小组活动内容，组员分享家庭作业完成情况，组员分享在小组外结伴练习八段锦的快乐； 2. 认识糖尿病药物使用要求及注意事项，一名组员分享了其跟医生沟通并调整用药的经验； 3. 胰岛素的正确使用指导，并在社康中心医生的指导下进行演练； 4. 总结分享及布置家庭作业，预告小组活动即将结束	1. 80%的组员表示学习到了至少两种压力管理的方式； 2. 组员表示了解了常见的降糖药物使用的注意事项； 3. 80%的组员表示初步了解了胰岛素的注射方法，比如位置及停留时间等； 4. 小组动力趋于成熟，在组内组外，组员都愿意协作互助
第6节	总结回顾	1. 组员分享家庭作业完成情况； 2. 总结、回顾整个小组活动内容与成效，并通过"击鼓传花"游戏让组员抽取话题进行分享； 3. 根据小组契约，为全勤参加小组活动的成员颁发小奖品，组织组员发表离别感言并一致同意保留微信群在日后沟通互动，处理离别情绪； 4. 通过满意度调查问卷、自我管理小组活动评估问卷（后测）调查组员对本小组的感受以及评估小组活动的效果	1. 组员均建立起管理患病压力的意识并掌握缓解方法； 2. 组员能说出糖尿病自我管理的"五驾马车"知识内容； 3. 协助组员处理好离别情绪； 4. 完成小组满意度评价及后测问卷

五、评估

（一）评估方法与内容

主要通过组员评价和社工自评两种方法对本小组进行评估。

组员评价主要通过小组前后测问卷及满意度调查问卷反馈分析所得。组员在小组活动开始前及小组活动完成后分别完成评估问卷，其内容包括糖尿病患者的自我管理知识、态度和行为相关条目。在小组活动完成后，组员完成对小组活动的满意度评价。

社工自评是指社工通过在小组活动进程中观察组员的投入状态、分享内容以及参与小组活动前后的变化，评估本小组的目标达成情况。

（二）总体目标达到情况

1. 全部组员均意识到糖尿病患者自我管理的重要性。组员从参加小组活动前认为糖尿病患者自我管理"不太重要""比较重要"，到参加小组活动后均认为糖尿病患者自我管理"非常重要"。比如，一名组员表示"我刚确诊糖尿病没当回事儿，认为是很常见的疾病，饮食和运动都不注意，血糖时高时低，但在医生和糖友分享相关内容后，深深了解到如果再不注意，最后影响的是自己"。小组的第一个目标达到（如图2所示）。

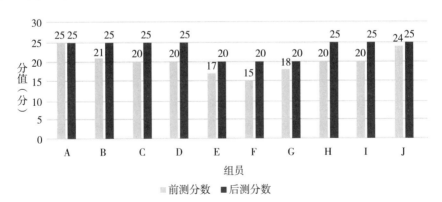

图2　组员对糖尿病自我管理的态度前后测分数对比（满分25分）

2. 组员的糖尿病知识了解、态度和行为有了明显的、积极的转变。通过小组活动前后测问卷结果的对比，组员在小组活动结束后对糖尿病知识的了解

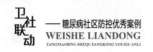

程度明显提升。全部组员在小组活动结束后能说出至少两种血糖控制方法，如健康饮食、科学运动等。在小组活动开展过程中，小组组员表达了对社康机构医生的认可，医生的分享提升了组员对糖尿病知识的认知。小组的第二个目标达到（如图3所示）。

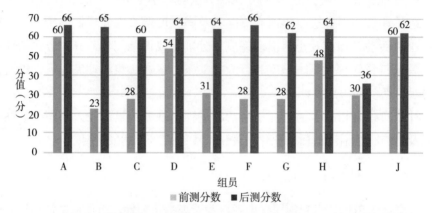

图3　组员对糖尿病知识的了解情况前后测分数对比（满分66分）

3. 组员因患病带来的心理压力得到一定缓解。组员在整个小组活动过程中，除参与糖尿病相关知识的学习外，还积极完成家庭作业，并在社工的引导下分享家庭作业完成情况。组员能在小组中分享患病心理压力的缓解方法，90%的组员表示在小组学习到了许多舒缓压力的方法，并认识到舒缓压力有助于稳定血糖。小组的第三个目标达到。

4. 组员的自我管理行动力得到提升。根据小组后测问卷结果，组员进行糖尿病自我管理的意识、能力、行动力均有所提升，患病情绪压力也得到明显缓解。社工建立小组微信群方便组员分享交流糖尿病相关知识，社工也在群内定期分享糖尿病自我管理知识等。小组活动结束后，组员自发组织八段锦练习，保持小组学习动力，持续强化自我管理能力。组员仍在微信群内保持联系，交流健康知识。小组搭建的病友互助平台，形成相互支持、相互鼓励的良好氛围。小组的第四个目标基本达到（如图4所示）。

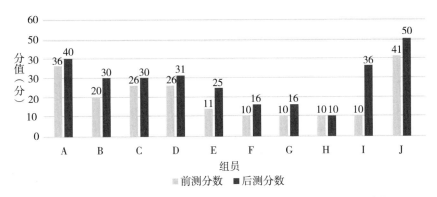

图 4　组员在糖尿病自我管理上的行为前后测分数对比（满分 50 分）

综上所述，小组总体目标已全部达到。

（三）小组满意度情况

组员对小组的满意度：在小组活动内容和安排方面，组员普遍认为小组活动针对性强，小组活动内容与组员需求及实际情况契合度高，内容通俗易懂，知识可操作性强。

组员对医生及社工的满意度：组员在小组活动结束后自发制作云相册，纪念本期糖尿病患者自我管理小组，点赞参与小组活动的医生和社工。组员在参加者意见表上的打分均为满分，评语中多次出现"满意"，并表示在本期小组收获许多健康知识，愿意参加后续糖尿病防控的相关课程。

六、专业反思

糖尿病患者自我管理能力的提升，不仅受自身因素影响，也受外界客观因素影响。从小组动力学的角度来看，个体在群体中的互动和相互影响对于行为改变具有重要意义。小组动力学强调了群体凝聚力和动力对于达到目标的推动作用，在本小组中，尽管社工通过链接多方资源，建立互助平台，为组员提供服务，但受服务持续性、组员主观能动性等因素影响，很多病友的糖尿病防控和管理意识仍有待提升。在此情境下，社工应该发挥研究者和政策倡导者的角色，促进政策的研究和制定，以更好地利用小组动力学原理，提升糖尿病患者自我管理的整体效果。在此期望通过工作总结和反思为今后的工作提供经验。

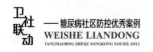

（一）多方资源联动

在糖尿病患者自我管理小组开展活动过程中，社工链接社康机构医生、社区社工、小区物业、社会组织、中医资源等，在小组活动过程中为组员提供测血糖、量血压、知识分享、艾灸治疗、八段锦教学等针对性服务。社工录制了八段锦教学视频及文字教程等资料供组员后续学习锻炼。另外，社康机构医生认可小组活动的成效，愿意参与社会工作服务站服务并达成长期合作意向；对社工发现的行动不便的慢性病患者，社康机构医生可提供免费家庭访视、上门义诊等服务。

（二）制订个性化自我管理计划

在小组活动过程中，社工鼓励组员参与互动分享。组员分享自己的血糖控制情况并携带自己的病历和药物资料，在医生、社工的引导下，一起进行个性化自我管理计划的制订。如一名糖尿病病史超过20年的组员，参加小组活动前对饮食管理知识不太了解，曾在小组活动现场测出餐后血糖达19mmol/L。他在医生和社工的指导下重新制订自我管理计划，并在小组活动结束后依然能坚持落实，把血糖控制在目标范围，还定期在小组群内分享，推动了小组成员自我监督和管理的氛围的形成。

（三）小组服务效果的巩固与延续

社工建立小组微信群方便组员分享交流糖尿病防治的相关知识，并在群内定期分享糖尿病自我管理知识、慢性病管理知识、免费健康体检政策等。小组活动结束后，社工仍与组员保持沟通联系，关注组员身体及情绪状况，积极给予组员支持与关心，帮助组员巩固在小组中所学习的知识及技能。组员也自发组织八段锦练习，形成互助网络，保持学习动力，持续强化自我管理能力。

（四）小组服务影响力强

本次小组组员大多为社会组织骨干，在社会组织团队中存在一定的影响力，组员在小组中所学习的知识可在日常活动中分享给其所在的社会组织成员。组员在全程参与小组学习体验后，提升了对糖尿病防控的意识，主动邀请社工进入小区开展糖尿病防控宣传，以点带面地将糖尿病科普宣传惠及更多人，扩大了小组的影响力。社工开展本次糖尿病患者自我管理小组活动效果良好，获得上级领导的认可，负责社工也获得参与街道健康街区创建工作的机会。

（五）下一步工作建议

糖尿病患者自我管理能力的提升，不仅受其自身因素的影响，也受客观外界因素的影响。在本次小组活动中，尽管社工通过链接多方资源为组员提供服务，但是受服务的持续性、组员主观意愿等因素影响，很多组员的防控和管理意识仍有待进一步提升，社工应发挥研究者和政策倡导者的角色作用，促进政策的研究和制定。

督导评语（朱庚秀）

社工发挥专业优势，联动街道党群中心社工、社康机构医生、小区物业、社会组织等资源共同为糖尿病患者自我管理小组服务。在小组活动过程中，社工充分聆听组员需求，积极引导组员学习糖尿病相关知识，邀请专业医生进行知识分享，强化组员自我管理意识。在小组活动结束后，社工持续分享糖尿病相关知识，引导组员自发组织练习，及时肯定组员的控糖成效，同时也为有需要的糖友提供个案咨询等服务。小组成员对小组工作的满意度高，小组服务效果好，对参加活动的组员产生了正面的影响。

从理论到实践

——医务社会工作者介入2型糖尿病患者自我管理小组的实践

李检阅　李　香[①]

一、小组基本情况

（一）小组名称：深圳市龙岗区人民医院糖尿病患者自我管理小组

（二）活动对象：18岁及以上的2型糖尿病患者

（三）参与人数：15人

（四）社工姓名：李检阅、李香、刘妍、姚贝儿

二、小组目标

让组员加强糖尿病自我教育与管理、控制病情、预防并发症。具体包括：

（一）协助组员建立对糖尿病自我管理的理念并树立信心；

（二）提高组员糖尿病自我管理相关知识和技能；

（三）增强组员应对糖尿病自我管理的自我效能感。

三、理论与方法

小组动力学理论。小组动力学理论是用来说明小组行为的一套实用性专业理论，用以说明小组成员在小组活动过程中的一切互动过程与行为现象。小组动力源自小组成员之间互动产生的力量，会影响小组的发展与小组成员的行为反应

---

① 李检阅，高级社会工作师，深圳市龙岗区春暖社工服务中心副总干事；李香，深圳市龙岗区春暖社工服务中心医务社工。

及其情感支持，维持和推动小组活动的能量和方向，既是隐形的动力也是实际的目标。[①] 社工在本次小组活动过程中利用开放式沟通方式，注意每个组员在小组活动中不同阶段的权利和位置，利用小组动力来推动目标的实现（如图1所示）。

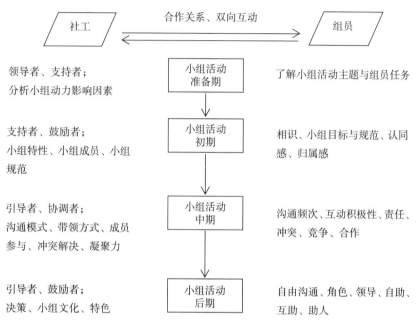

图1　小组动力学理论路径

四、小组过程

（一）小组计划

根据小组活动的要求，制订小组活动计划，明确每节次小组活动的时间、地点、主题、目标与内容。一般情况下，每周开展一次小组活动。本案例小组的活动时间为2021年7—8月，地点在医院内分泌科培训室（详见表1）。

---

① 夏林清．大小团队动力学：理论、结构与工作方法［M］．北京：北京师范大学出版社，2020：63.

表1　小组计划书

节次	主题	具体目标	主要内容
第1节	控糖知识知多少	1.组员互相认识； 2.增加组员对于糖尿病基本病理知识的理解； 3.提高组员对于血糖控制方法的认识	1.社工介绍小组概况； 2.热身游戏：手部保健操； 3.自我介绍"五指山"：各自介绍患病时长、治疗方法、饮食、运动习惯、对糖尿病控制5项情况，各项以1~5分进行满意度自评； 4.医生来了：认识糖尿病及自我管理的"五驾马车"； 5.价值拍卖：以道具钱币竞拍健康管理菜单； 6.测量血压、血糖； 7.布置家庭作业（血糖、饮食和运动记录并群打卡）
第2节	识别并发症，行动起来	1.增加组员对于并发症症状的认识； 2.掌握急性并发症的征兆、学会紧急救护的求助和基本处理方法	1.测量血压、血糖； 2.热身游戏：社工说； 3.组员分享家庭作业（血糖、饮食和运动记录，下同）完成情况； 4.医生来了：急性并发症和慢性并发症的症状、治疗和预防； 5.并发症体验及交流； 6.鼓励组员分享，并总结预防并发症的经验与方法； 7.布置家庭作业
第3节	糖尿病的健康饮食	1.增加组员对于糖友健康饮食习惯的认识； 2.协助组员认识饮食与热量的关系； 3.加强组员对于食物热量控制的认识	1.测量血压、血糖； 2.热身游戏：常见食物之你画我猜； 3.组员分享家庭作业完成情况； 4.医生来了：糖尿病饮食； 5.健康饮食来找碴； 6.食物交换份及应用的方法； 7.提出在饮食管理方面可能遇到的困难及讨论应对方法； 8.布置家庭作业
第4节	服药及血糖监测	1.协助组员了解服药须知和注意事项； 2.协助组员了解需监测的数据和内容； 3.带领组员学习自我监测血糖、血压的技能，指引组员利用工具做好自我监测，提升初步自我评估的能力	1.测量血压、血糖； 2.热身游戏：雨点变奏曲； 3.组员分享家庭作业完成情况； 4.七嘴八舌说监测； 5.医生来了：糖尿病药物服用的须知、注意事项及血糖监测的方法； 6.测量演练与互动答疑； 7.布置家庭作业

续表

节次	主题	具体目标	主要内容
第5节	规律运动，健康生活	1. 协助组员掌握运动安全的评估方法； 2. 协助组员养成有规律的运动习惯	1. 测量血压、血糖； 2. 热身游戏：萝卜蹲； 3. 组员分享家庭作业完成情况； 4. 组员分享日常运动习惯； 5. 医生来了：糖尿病患者健康合理的运动方式，并评估运动的安全； 6. 糖尿病患者的运动推荐； 7. 八段锦的学习及练习； 8. 布置家庭作业
第6节	健康应对之我能行	1. 增强组员应对自我管理教育的五大技能； 2. 提升组员解决问题的能力； 3. 增强组员糖尿病自我管理的效能感	1. 测量血压、血糖； 2. 热身活动：八段锦练习； 3. 组员分享家庭作业完成情况； 4. 回顾自我管理"五驾马车"内容； 5. 自信百宝箱； 6. 学以致用：每名组员以"五驾马车"知识为指引，制订自我管理方案，并找出自身资源与所需支持，在1~3个月内持续汇报成果，互相监督； 7. 总结本次小组活动，请组员分享感受及收获，提醒3个月后回医院或社康机构体检

（二）小组发展状况

本次小组活动共计6节次，为期6周，总体进展顺利，但在实施过程中也遇到了一些困难和挑战。

小组以糖尿病患者自我管理的"五驾马车"知识为核心，逐步推进组员自我管理意识和行为的形成。小组借鉴"21天养成习惯"的理念，制订了为期42天的详细计划（每周安排一节课程，共计6周），以确保组员能够形成自我管理的习惯。

1. 小组活动准备期

（1）主要内容

俗话说"万事开头难"，小组活动准备期的重要性不言而喻。在此阶段，社工重点完成了以下任务：一是通过走访调查，深入了解实际情况，制订出符合实际的小组活动计划；二是前往相关医院的内分泌科病区，对小组活动进行广泛宣传，招募合适的组员；三是指导已招募的组员完成前测问卷，并通过深入沟通，增进彼此的了解与熟悉；四是联络医护讲师及其他相关资源，

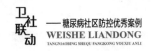

为小组的后续发展奠定坚实基础。

（2）进程与反思

"我过两天就出院了""我久病成医了""连续6周，我坚持不了"……首轮招募时，遭到了患者婉拒。对此，社工耐心沟通，了解到患者多因血糖不稳定及并发症等原因来院诊疗，但其对病因倾向于向外归因，而较少反思自我管理问题，存在认知偏差。于是，社工调整了招募策略，包括优化招募文案、拓展招募渠道以及反馈调整、动态维护招募情况等。经过不懈努力，成功达到招募目标。

（3）小组动力

社工分析了小组动力的影响因素并优化了小组设计，创建了小组微信群。组员对小组活动主题与任务有了初步了解，完成了前测问卷并加入微信群，但组员相互不认识，在群内交流少，小组动力尚未显现。

2.小组活动初期

（1）主要内容

第一节：控糖知识知多少。主要内容：社工向组员介绍小组的整体情况和活动目标；带领组员做手部保健操热身，旨在提高身体灵活性和参与度；组织组员采用"五指山"的方式进行自我介绍，以增进彼此间的了解；邀请专业医生讲解糖尿病的基本知识及自我管理"五驾马车"知识；通过模拟拍卖的形式，使用道具钱币竞拍健康管理菜单，让组员理解并重视自我管理的价值。

第二节：识别并发症，行动起来。主要内容：开展热身游戏"社工说"，以促进团队沟通与协作；请组员分享家庭作业完成情况，以加深对课程内容的理解；邀请医生详细分享急性并发症和慢性并发症的症状、治疗方法及预防措施；组织并发症体验及交流活动，让组员更直观地了解并发症；鼓励组员积极分享经验，并汇总预防并发症的有效方法与策略。

（2）进程与反思

组员自愿全程参与并从中真正获益，成为此阶段最大的动力与压力。社工在了解组员所需的基础上，在第一节次活动中即引入了"医生来了"主题环节，通过医生分享糖尿病知识与现场答疑，让组员科学认识疾病，先做好"知道"；再由社工带领进行"价值拍卖"游戏，通过道具钱币拍卖健康管理菜单，以"学+玩"的形式加深组员对疾病知识的理解与认识，并为如何应用于日常疾病管理的"做到"做好铺垫，提升组员参与小组活动的获得感。

（3）小组动力

组员从陌生到相识，由社工前期带领；在"医生来了"主题环节，社工引导、邀请并鼓励组员参与进来，小组的认同感与归属感也逐步形成；其后的互动游戏，进一步促进了组员间的互动与沟通频次，氛围轻松，小组凝聚力初步形成。

3. 小组活动中期

（1）主要内容

第三节：糖尿病的健康饮食。主要内容：热身游戏——常见食物之你画我猜；组员分享家庭作业完成情况；医生来了——糖尿病饮食；健康饮食来找碴；食物交换份及应用的方法；讨论饮食管理常见困难及应对方法。

第四节：服药及血糖监测。主要内容：热身游戏——雨点变奏曲；组员分享家庭作业完成情况；七嘴八舌说监测；医生来了——糖尿病药物服用的须知、注意事项及血糖监测的方法；测量演练与互动答疑。

（2）进程与反思

在学习阶段，有组员反映知识点繁多，难以全部记忆。对此，社工同理倾听，并引导组员接纳当前的状态，正视学习的挑战。随着进程的推进，社工发现环节设计存在不足之处，并主动进行自我批评。社工与组员积极沟通，达成共识，及时调整进度和方式。为提升学习效果，增加了一对一辅导和阶段小测，确保每名组员通过考核后再进入下一环节，保证组员不掉队，真正实现从"知道"到"做到"。

在实践阶段，有组员表示"知识点都懂了，但做不到"。对此，社工采取了以下措施：第一，鼓励有经验的老糖友分享自己的实践经验，此举不仅增强了其他组员的信心，也营造了小组分享与切磋的"同路人"氛围，形成了小组凝聚力，激励组员共同探索疾病自我管理的有效方法和经验；第二，社工引导组员通过工具树对目标进行拆解和细分，从点滴做起，循序渐进，为"做到"提供路径。

（3）小组动力

社工为组员营造了"接纳、不批判、积极倾听与分享"的氛围，组员之间的互动更加活跃。在面对面交流中，有几名老糖友积极分享自我管理经验，当彼此意见不同而发生争执时，社工会在其中协调引导。随着小组活动的深入，社工引导组员自我管理定期打卡，彼此提供回应与参照，在小组内找到了归属感，小组动力得以聚焦于疾病管理和循环发力，增加了组员间的黏性与信任。

4. 小组活动后期

（1）主要内容

第五节：规律运动，健康生活。主要内容：热身游戏——萝卜蹲；组员分享家庭作业及日常运动习惯；医生来了——糖尿病患者健康合理的运动方式，并评估运动的安全；糖尿病患者的运动推荐；八段锦的学习及练习。

第六节：健康应对之我能行。主要内容：热身活动——八段锦练习；组员分享家庭作业；回顾自我管理"五驾马车"知识；自信百宝箱；学以致用——制订自我管理方案，并找出自身资源与所需支持，在1～3个月内持续汇报成果，互相监督；总结本次小组活动，请组员分享感受及收获，提醒3个月后回医院或社康机构体检。

（2）进程与反思

组员表示参加小组活动后受益匪浅，但是担心小组活动结束后，"做到"难以坚持。对此，社工与组员一起重温"五驾马车"知识、打开"自信百宝箱"、共述"我能，我可以"，一起讨论小组活动结束后的延续性支持措施及遇到退缩行为可能采取的策略和方法，如社工在小组活动结束后进行为期3个月陪伴支持、血糖血压数据跟进提醒、遇挫时支援等。通过延伸服务，及时打消了组员对小组活动后期遗留问题的顾虑。

（3）小组动力

社工展示了前后测数据以及组员成长记录，对组员的努力给予肯定，以"知道清单"完成"做到清单"，将疾病知识和管理应用于日常并形成习惯，引导组员强化从"知道"到"做到"。组员清楚小组活动即将结束，更珍惜在小组中的相处，彼此沟通不再局限于自我管理，还聊及与家人的互动及支持等情况，部分糖友报名志愿者，期望可以帮助到更多有需要的人，小组动力开始向新方向转化。

五、评估

本小组主要采取量表评估、组员评价等评估方式检视总体目标达到情况。

（一）量表评估

1. 阶段小测。为让组员较好地掌握各节次知识，在小组的每节次活动中均设置了小测，全体组员在各节次均 100% 完成通关测试。

2. 前后测量对比。根据组员填写的前测问卷与后测问卷比较组员在参与小组活动前后糖尿病自我管理知识、态度和行为的得分变化情况。结果显示，组员在知识、态度、行为三方面，整体分别提升了 7.1%、2.4%、13.7%。

（二）组员评价

1. 全程参与率。15 名组员全程参与，其间有个别组员缺席某节次，以线上方式带动，助其完成小组活动任务，保障全员参与的全程化。

2. 组员评价。在满意度调查中，组员对小组活动的形式、内容、投入程度与收获等都给予"非常满意"的评价；在面对面访谈中，组员均给予好的评价。收到了组员写来的感谢信。

3. 追踪测量。在小组活动结束后，社工开展 3 个月的跟踪服务，组员能感受到社工对他们的关注，给予他们积极影响，组员基本能按医嘱要求监测血糖，血糖数值比较稳定。

（三）社会效益与影响力

1. 遴选糖友志愿者情况。经过小组发展与培育，有 6 名组员报名糖友志愿者，参与了小组后期宣传视频的拍摄，并表示希望以后也有机会现身说法鼓励更多糖友。

2. 社会影响力。小组活动多次获得春暖社工、深圳社协、龙岗区人民医院等官微的报道，其中部分服务内容和照片被深圳市卫健委官网采纳推广。

小组原定三个目标全部达到，并通过延展服务进一步提升了社会效益与影响力。

六、专业反思

（一）创新与亮点

一是跨专业团队合作模式创新。组建了"社工＋医护志愿者＋糖友志愿

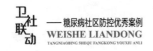

者"的跨专业合作团队，比如，医护志愿者助力招募与医学知识分享，糖友志愿者助力同伴教育，与社工形成合力，提高专业性和参与性等，以促成效。

二是多元互动形式创新。在每次小组活动中设置通关测试，巩固组员的糖尿病知识。引导组员定期线上打卡，彼此提供参照、接纳与回应，让组员在小组内找到归属感与动力源；发掘自我管理良好的组员，鼓励其现身说法开展同伴教育。小组活动结束后开展 3 个月的跟踪服务，了解组员血糖达标情况及健康生活方式的落实情况。通过线上线下组合联动的多元互动，以聚焦组员的学以致用以及自助互助情况，突破糖友自我管理从"知道"到"做到"的最后关卡。

三是引入工具性资源创新。联系相关医院内分泌科医护团队在每节次小组活动中提供免费的血压、血糖测量和健康教育咨询，不断深化组员开展自我管理的科学性。引入与糖尿病患者自我管理配套的自我监测仪等资源，组员可以通过监测仪上传血糖、血压等数据，形成可视化的数据分析，指导和提醒组员的自我管理执行情况，同时可以得到在线专业资源的进一步强化指导，合力协助组员做好自我管理。

（二）问题与讨论

一是医务社工需要持续提升知识与能力。本小组的服务对象为糖尿病患者，涉及医学知识内容的工作主要依靠医护工作者志愿授课及分享，社工主要负责寓教于乐的小游戏以及追踪服务等工作。医务社工在医学知识特别是糖尿病防治知识方面仍有较大的成长空间，因此除了掌握社会工作的专业知识与技术，还要将糖尿病防治的基本医学知识融会贯通，转化为通俗易懂的语言或易学易会的游戏，提升组员对知识的接受度，并促进内化为自我管理知识。

二是提供服务的覆盖面不足。本小组的组员都是住院糖尿病患者，他们只是糖尿病患者中非常少的一部分，而存在相似问题或其他不同问题的其他糖尿病患者也有相似或不同的服务需求，而仅依靠此类小组的服务是远远不够的。因此，需要运用更综合的工作方法，让更多糖尿病患者受益。

督导评语（刘燕）

本小组工作以糖尿病患者为服务对象，通过跨专业团队合作、多元互动形式创新、工具性资源引入等方式，帮助服务对象实现了从"知道"到"做到"的转变，取得了显著成效。社工在小组工作中展现出专业素养和服务意识，有效促进了组员的自我管理能力和生活质量的提升。同时，小组工作也具有一定的社会效益和影响力，通过糖友志愿者的参与和宣传，为更多的糖尿病患者提供了帮助和支持。总体来说，本小组工作是一次成功的实践，为糖尿病患者的自我管理和生活质量提升提供了有益的探索和经验。希望社工能够继续保持热情和专注，为患者提供更专业、更贴心的服务。

控制糖尿病，我们在行动

——自我效能在糖尿病患者自我管理小组中的运用

蓝佳委[①]

一、小组基本情况

（一）小组名称：北头社区糖尿病患者自我管理小组

（二）活动对象：18 岁及以上 2 型糖尿病患者

（三）参与人数：12 人

（四）社工姓名：蓝佳委

二、小组目标

（一）组员间相互认识，引导糖友互帮互助，分享成功经验，互相鼓励，坚持自我管理；

（二）帮助组员掌握糖尿病知识，制订健康的饮食计划和合适的运动方案，提高自我管理能力，提升生活质量；

（三）促进关注血糖和健康生活方式形成，使组员都能掌握"管住嘴、迈开腿、药莫忘、行教育、勤监测"等要点，并保持乐观的心态以预防并发症。

三、理论与方法

自我效能是人类行为动机、健康和个体成就的重要基础。班杜拉认为，人类的行为不仅受行为结果的影响，而且受通过人的认知形成的对自我行为

---

① 蓝佳委，深圳市龙岗区春暖社工服务中心一线社工。

能力与行为结果的期望的影响。他发现，即使个体知道某种行为会导致何种结果，但也不一定去从事这种行为或开展某项活动，而是首先要推测一下自己行不行、自己有没有实施这一行为的能力与信心。因此，本服务主要结合了糖友的问题与需求，让糖友"听得懂、晓得做"，修正错误认知，通过学习获得正确的糖尿病健康管理知识，并且能够知道如何操作，加上"同路人"的成功经验增强糖友的自我效能感。

四、小组过程

（一）小组计划

在自我效能理论的指引下，为提升小组成员的糖尿病自我管理能力和生活质量，本小组围绕糖尿病知识、健康饮食、科学运动、药物管理等主题设计了小组活动内容。小组性质为封闭式小组，活动共 6 节次，平均每周开展 1 节次（详见表 1）。

表 1　小组计划书

节次	本节主题	服务目标	内容安排
第 1 节	控糖知识知多少	1. 组员间相互认识； 2. 增强组员对于糖尿病基本知识的理解； 3. 提高组员对于血糖控制方法的认识	1. 社工自我介绍，介绍本节次邀请分享知识的家庭医生、小组的名称和活动主题，并欢迎组员的到来； 2. 组员之间相互认识，社工请组员进行自我介绍，并填写前测问卷； 3. 组员分享对于小组活动的期望； 4. 社工介绍小组活动的目的、规范和内容； 5. 分两组（5～6 人／组）开展热身活动（五指画）； 6. "医生在身边"：共同学习糖尿病基本知识（糖尿病的概念、群体、症状和诊治、血糖监测等）； 7. 互相分享个人经验； 8. 本节次活动内容回顾，组员分享感受； 9. 布置家庭作业（血糖、饮食和运动记录）及预告下节次活动内容； 10. 完成前测问卷调查

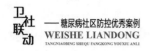

续表

节次	本节主题	服务目标	内容安排
第2节	并发症的认识与预防	1. 掌握血糖监测的方法; 2. 增加组员对于并发症症状的认识; 3. 了解预防并发症发生发展的方法	1. 回顾上节次小组活动内容,介绍本节次活动内容; 2. 热身活动; 3. 组员分享家庭作业完成情况(血糖、饮食和运动记录分享); 4. 共同学习了解急性并发症和慢性并发症的症状、治疗和预防的方法(如低血糖昏迷、糖尿病眼病、糖尿病肾病); 5. 体验慢性并发症症状; 6. 鼓励每位组员进行分享,并总结预防并发症的经验和方法; 7. 总结本节次活动内容,请组员分享感受及收获; 8. 布置家庭作业(血糖、饮食和运动记录,收集食物包装说明),并介绍下节次活动内容; 9. 做风险评估,完成血糖监测
第3节	健康饮食我做主	1. 增强组员对于糖尿病健康饮食原则的认识; 2. 协助组员学习饮食量和食物交换份的基本技能; 3. 提高组员对食品营养标签的认识	1. 回顾上节次小组活动内容,介绍本节次活动内容; 2. 热身活动:"看手掌、齐拍手"; 3. 组员分享家庭作业完成情况(血糖、饮食和运动记录分享); 4. 介绍食物金字塔模型,学习糖尿病健康饮食的原则(均衡饮食、定时定量、少食多餐、多吃高纤维食物、少油、少盐、少糖等); 5. 介绍饮食量和食物交换份的方法,认识食物标签,现场练习如何选择食物; 6. 总结本节次活动内容,请组员分享感受及收获; 7. 布置家庭作业(血糖、饮食和运动记录),并介绍下节次活动内容; 8. 发放相关食品,现场学习制作食物标签,发放卷尺,学习腰围的测量,学习体质指数BMI的计算
第4节	健康运动,控制体重	1. 协助组员了解科学合理的运动方式; 2. 协助组员掌握运动安全的评估方法; 3. 协助组员制订适合自己的运动方案	1. 回顾上节次小组活动内容,介绍本节次活动内容; 2. 热身活动:"手指操(降糖手指操)"; 3. 组员分享家庭作业完成情况(血糖、饮食和运动记录分享); 4. 组员分享日常的运动习惯和选择(运动安全的评估指标、注意事项以及运动装备); 5. 认识科学运动方式,并评估运动的安全(运动安全的评估指标、注意事项以及运动装备); 6. 学习制订适合组员的运动方案; 7. 总结本节次活动内容,请组员分享感受及收获; 8. 布置家庭作业(血糖、饮食和运动记录),并介绍下节次活动内容

续表

节次	本节主题	服务目标	内容安排
第5节	药物使用	1. 了解常见的降糖药物及其服用注意事项; 2. 协助组员掌握正确的胰岛素注射方法	1. 回顾上节次小组活动内容,介绍本节次活动内容; 2. 热身活动:"你比我猜"; 3. 组员分享家庭作业完成情况(血糖、饮食和运动记录分享); 4. 认识降糖药物及其服用注意事项,并请组员分享经验(口服药物的类别、效用以及服药须知,胰岛素的使用须知); 5. 胰岛素的正确使用指导; 6. 总结本节次活动内容,请组员分享感受及收获; 7. 填写心理情况评估问卷; 8. 布置家庭作业(血糖、饮食和运动记录),并介绍下节次活动内容; 9. 填写后测问卷调查,满意度调查
第6节	随访跟进	1. 了解组员健康行为的坚持情况; 2. 了解组员的血糖监测情况及其结果	1. 填写回访问卷,了解组员健康饮食和科学运动等情况,以及血糖监测情况与结果; 2. 鼓励组员继续保持健康的生活方式,了解未能坚持的原因,强化个体化健康指导; 3. 提醒血糖不达标或不稳定的组员及时回社康机构复诊或与家庭医生联系

(二)小组发展状况

1. 小组活动准备期

(1)进程与反思:灵活调整招募策略,确保达到招募目标

在组员招募过程中,面对持有"每节课都坚持过来有难度""相隔时间太长了,我怕坚持不了""我这情况十多年了,恐怕一时难以见效"等各种看法的糖尿病患者,社工积极与团队成员商讨,灵活调整招募策略,以确保招募到那些自愿参与并渴望提升自我管理能力的糖尿病患者。经过努力,成功吸引了"血糖控制不佳,希望学习更多正确合理控糖方法"的糖尿病患者加入,最终达到了招募目标。

(2)小组动力:创建糖友微信群,实现交流和共享

社工对小组动力的影响因素进行了深入分析,优化了小组活动设计,并创建了糖友自我管理小组微信群,以便更好地进行信息交流和资源共享。在微信群中,社工提前发布了每节次小组活动的开展时间,并对小组活动的主题与任务进行了简要介绍,以确保组员对即将进行的活动有初步的了解和准备。

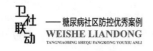

2. 小组活动初期

（1）进程与反思：破冰、规范与知识赋能

首先，鉴于组员来自不同的居住区域，彼此之间因陌生感而显得拘谨，为了打破这种局面，社工引领组员参与"五指画"热身游戏，并通过自我介绍环节增进相互间的了解与熟悉程度，为后续小组活动的开展打下良好的基础。

其次，针对部分组员对小组活动流程不够清晰的问题，社工通过PPT详细阐述了小组活动的目标、规范及具体内容。同时，鼓励组员分享对小组和他人的期望，并发放了自我管理知识手册及宣传折页，提高组员对小组活动的认知度，确保每名组员都能明确自己的角色与责任。

最后，面对组员对小组活动的热切期待，社工在第一节次小组活动中便引入了"医生在身边"主题环节，邀请专业医生进行知识分享并现场解答疑问，帮助组员科学认识和理解糖尿病，为后续的日常疾病管理提供了实用知识，增强了组员参与小组活动的获得感与满足感。

（2）小组动力：归属感、认同感与凝聚力

在社工的引领下，组员从陌生到熟悉，逐步建立起联系。在"医生在身边"的主题活动中，社工引导、邀请并鼓励组员参与，提升了小组的认同感和归属感。在随后的游戏互动环节，不仅增加了组员间的互动与沟通频率，更为小组营造了轻松愉悦的氛围，初步形成了小组凝聚力。

3. 小组活动中期

（1）进程与反思：倾听反馈、及时调整、互动赋能

学习阶段，有组员反映"食物交换份计算过程相当烦琐"。对此，社工同理倾听并引导组员复习。在推进过程中，医生和社工均发现第三节次的课件设计存在不足，于是根据组员的实际情况及时进行了调整和优化。社工还鼓励组员多参考发放的自我管理手册，增加互动问答环节，确保每名组员都能熟练掌握相关知识后再进入下一环节，从而避免有组员掉队。

实践阶段，组员表示"听起来容易做起来难"。针对这一问题，社工加强了组员之间的互动，发掘和培养小组内的糖友志愿者。有经验的糖友志愿者的分享和现身说法，不仅为其他组员提供了信心支持，还营造了小组内相互分享和学习的氛围，增强了小组的凝聚力，促进组员在疾病自我管理的道路上共同探索经验和方法，顺利推动小组向成熟阶段迈进。

（2）小组动力：接纳、同理、信任与归属

社工为组员营造了"真诚、接纳、同理、鼓励"的氛围，组员之间的互

动更加活跃。在面对面交流中，糖友志愿者积极分享自我管理经验，当组员间偶尔有分歧时，社工会在其中协调引导。随着小组活动的不断深入，社工引导组员自我管理，彼此提供参照、接纳与回应，让组员在小组内找到了归属感，促进了组员间的信任。

4. 小组活动后期

（1）进程与反思：回顾、探讨与支持

组员表示参加小组活动后收获颇丰，同时也表达了对小组活动结束后能否坚持自我管理的担忧。为此，社工与组员共同回顾了"五驾马车"知识，深入探讨了如何在小组活动结束后实施延续性支持措施。为确保组员能够持续互动、分享经验，小组群将长期保留。一旦有糖尿病相关的福利政策或健康知识讲座，相关信息将及时在群里发布。社工还将在小组活动结束后进行跟踪随访，包括定期测量血糖、血压的提醒等，以确保组员能够持续受益。

（2）小组动力：肯定、支持与转化

通过前后测数据对比，以及组员家庭作业的各项记录，医生和社工对组员的努力给予充分肯定，糖友志愿者的朋辈支持也在小组中发挥了极大的作用，希望组员将疾病知识和管理应用于日常并形成健康的行为习惯。随着小组活动即将结束，组员更加珍惜在小组中的相处，彼此交流沟通不再局限于小组活动内容，还聊及与家人的互动及支持等情况，又有多名组员报名糖友志愿者，期望可以助人自助，小组动力开始向新的方向转化。

五、评估

（一）评估方法和评估内容

1. 定性测量

组员分别在小组活动开始前与完成小组活动时填写了《自我管理小组糖尿病知识态度行为评估问卷》《焦虑自评量表》《抑郁自评量表》，评估组员在参与小组活动前后在知识、态度、行为和心理方面的变化。另外，通过组员填写的《满意度调查问卷》，了解组员在小组中的感受、收获。

2. 观察测量

社工对全体组员的表现进行观察和分析，评估内容包括组员的小组出席率、投入程度与表现情况等。

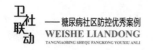

3.追踪测量

小组活动结束后，社工通过电话及微信等途径，对组员的饮食、运动、血糖监测等情况进行持续关注，填写了《回访问卷》，了解组员自我管理的行为改变和自我管理的实践，巩固活动成效。

（二）总体目标达到情况

1.组员参与情况

小组计划有8名组员全程参与，实际上共有12名组员参与，其中9名全程参与，3名组员缺席某节次。对于缺席某节次的组员，采用线上方式带动，助其完成小组活动任务。

2.组员成长

通过发放小礼品等形式，鼓励组员积极完成家庭作业。评估问卷结果显示，组员参与小组活动前后在糖尿病知识、态度、行为方面均有较大提升。通过随访跟踪，发现大部分组员能按医嘱监测血压、血糖并定期复诊，血糖指标保持稳定。有多名组员报名糖友志愿者，积极参与小组分享，通过现身说法鼓励和带动更多糖友积极参加小组活动或开展糖尿病的自我管理。

3.组员评价

在满意度调查问卷中，组员对小组活动的形式、内容、投入程度与收获等都给予了"非常满意"的评价，组员对该小组的总体评价亦为非常满意。

六、专业反思

（一）介入策略：专业识别、关系构建、赋能支持、医护协作

一是凭借专业知识，精准地识别出服务对象的需求，并在持续的服务过程中与服务对象共同探索控制血糖的有效方法；二是运用真诚、接纳、同理心、鼓励等专业技巧，赢得服务对象的信任，建立了稳固的服务关系；三是通过分享糖尿病管理知识和借鉴其他成功控制血糖者的经验，帮助服务对象提升自我管理和控制糖尿病的能力与信心；四是联合社康机构医生为服务对象提供饮食、运动指导，提升其控糖的能力。

（二）多元互动赋能：心路历程分享、良好互动与依从性提升

通过线上线下组合联动的多元互动形式，让服务对象保持较高的参与度

和热情，控糖决心坚定，依从性高，形成良好的互动，能积极主动地去解决问题。在服务过程中，社工一直鼓励、肯定服务对象的控糖效果及积极性，进一步提升其控糖信心及依从性。

（三）医—社—糖友联动：跨专业合作、资源整合与效能提升

由社区、社会工作者、社区志愿者共同组成的跨专业合作团队，共同致力于提升糖友开展糖尿病自我管理的能力和依从性。社康机构医生分享糖尿病知识，跟进血糖控制，为糖友提供专业的饮食、运动等指导，促进其实现科学控糖；糖友志愿者助力同伴教育，分享控糖经验，增强组员控糖信心；社康机构、糖友志愿者与社工形成合力，提高专业性和参与性，为服务对象提供强有力的专业支持。

（四）反思与展望：复制推广、持续支持与经验交流

在小组实践过程中，组员能感受到社工带给他们的积极作用。大部分组员能够按照小组活动要求，持续进行糖尿病自我管理，血糖管理状况变得越来越好。还有多名组员报名糖友志愿者，加入糖尿病宣传大使活动。从组员向上向善改变的角度而言，可将现有的小组活动模式复制推广，让更多糖友受益。

在小组活动结束后，组员表示"希望微信群不解散，希望以后还有活动"，希望通过微信群互相鼓励、互相支持，坚持做好糖尿病的自我管理。

督导评语（刘燕）

本案例基于班杜拉的社会学习理论，聚焦自我效能提升，通过跨专业团队的紧密协作，构建了一个以社工、医生、志愿者为核心的糖尿病防控网络。社工以真诚、接纳、同理心和鼓励为桥梁，与参与者建立信任关系，激发组员自我管理潜能；糖友志愿者作为"同路人"，分享控糖经验，增强组员信心；社康医生则提供专业指导，提升参与者对治疗的依从性。线上线下联动的互动模式，有效调动了参与者的积极性，小组满意度高，服务成效显著。本文中"我们在行动"的"我们"，是一个广泛的共同体，包括社工团队、慢病中心、社工协会、医疗机构、社区、志愿者组织及所有参与者，共同致力于糖尿病防控，形成了全方位、多层次的防控体系。

"糖友四心 不惑不惧"

——社工介入糖尿病患者自我管理小组活动案例

王 义 周 元 [①]

一、小组基本情况

（一）小组名称："糖友四心 不惑不惧"糖尿病患者自我管理小组

（二）活动对象：老年糖尿病患者及其家属

（三）参与人数：10 人

（四）社工姓名：王义

二、小组目标

通过系统、规范的自我管理小组学习，让组员了解更多的糖尿病知识，树立"治疗有耐心、健康有决心、运动有恒心、生活有信心"的自我管理意识，掌握并实践糖尿病患者自我管理方法，最终实现自我健康管理。

三、理论与方法

社会学习理论：班杜拉的社会学习理论认为行为习得有两种不同的过程：一种是通过直接经验获得行为反应模式的过程，即直接学习的过程；另一种是通过观察示范者的行为而习得行为的过程，即模仿学习的过程。本次小组通过组织辖区老人进行自我管理学习，除了医生分享糖尿病知识，还引导组员学习手掌法则、手指操和健身操，以及组织组员间相互交流合理饮食、科

---

① 王义，深圳市东西方社工服务社大鹏儿童青少年与家庭服务项目社工；周元，深圳市东西方社工服务社大鹏儿童青少年与家庭服务项目社工。

学运动及相关注意事项等。通过分享与讨论，组员可以观察和学习他人的行为，进而增加模仿学习，从而改变个人的行为。

小组动力学理论是描述小组过程中各种因素和力量相互关系的理论。根据小组动力学理论，社工组织的患者自我管理小组是一个由组员间互动形成的心理场域，通过组员间的互动形成小组动力，在共同活动中解决组员的共性问题，进而促进个体发展。

四、小组过程

（一）小组计划

根据小组活动的要求，制订小组计划，明确每节次活动的主题、时间、主要内容及所需物资。一般情况下，每周开展一节次小组活动，每节次活动的时间为1~1.5小时。本案例小组的活动时间为2023年4—5月（详见表1~表5）。

表1　小组第一节次活动计划书

主题	小组目标	环节	主要内容	所需物资
了解糖尿病的自我管理	1.组员间相互认识；2.增加组员对于糖尿病基本知识的理解；3.提高组员对于自我管理的认识和建立自我管理意识	组员相互认识	1.组员签到；2.社工自我介绍并介绍医生；3.热身游戏："拍拍手"和"串名字"	签到表、签字笔、PPT、相机
		了解糖尿病自我管理	1.组员介绍自己的患病情况、分享对于小组活动的期望；2.社工介绍自我管理内容，明确小组活动的目的、规范和内容；3.组员商讨并制订小组契约，签名以示遵守约定；4.填写前测问卷	白板笔、大白纸、前测问卷
		认识糖尿病	1.邀请医生分享糖尿病基本知识；2.组员体验糖尿病并发症症状并分享感受；3.医生进行本节次活动内容小结	自我管理知识手册、PPT、翻页笔
		"五驾马车"知识	1.组员分享个人学习感受，以及如何科学控糖；2.借助话题引出"五驾马车"知识	自我管理知识手册
		总结与预告	1.社工对本节次活动内容进行回顾，总结本节次学习收获；2.布置家庭作业，示范填写自我管理知识手册饮食、运动情况及血压血糖监测结果；3.预告下节次小组活动时间及内容	自我管理知识手册

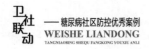

糖尿病社区防控优秀案例

表2　小组第二节次活动计划书

主题	小组目标	环节	主要内容	所需物资
药物管理	1.认识遵医嘱用药的重要性；2.协助组员掌握正确的胰岛素注射方法；3.学习血糖仪自我监测的规范操作	交流与分享	1.组员签到；2.组员分享家庭作业完成情况，探讨行动过程中遇到的问题；3.热身游戏：指令游戏，第一阶段，所有组员根据社工的指令做上下左右的动作；第二阶段，增加难度，所有组员根据社工的指令做相反的动作。指令包括"上、下、左、右"四个	签到表、签字笔、PPT、相机
		严格遵医嘱用药	1.组员了解糖尿病的诊断和血糖控制目标；2.组员分享用药情况；3.医生分享口服降糖药的注意事项以及胰岛素注射的规范要求，明确遵医嘱用药的重要性	自我管理知识手册、PPT
		学习血糖监测	1.了解自我血糖监测的意义；2.医生分享血糖仪的规范操作及注意事项；3.为组员测量血糖，帮助组员了解自身的血糖情况	血糖仪、采血针、棉签、消毒酒精、锐器盒等
		行动起来	1.引导组员分享个人生活习惯；2.协助组员制订行动计划并执行；3.填写焦虑自评量表（SAS）和抑郁自评量表（SDS）	自我管理知识手册、SDS和SAS量表
		总结与预告	1.社工对本节次活动内容进行回顾，总结本节次学习收获；2.布置家庭作业，指导填写自我管理知识手册饮食、运动情况及血压血糖监测结果；3.预告下节次小组活动时间及内容	自我管理知识手册

表3　小组第三节次活动计划书

主题	小组目标	环节	主要内容	所需物资
饮食管理	1.增强组员对糖友健康饮食原则的认识	交流与分享	1.组员签到；2.组员分享家庭作业完成情况，探讨行动过程中遇到的问题；3.热身游戏：大家来找碴	签到表、签字笔、相机

续表

主题	小组目标	环节	主要内容	所需物资
饮食管理	2.协助组员学会选择和搭配食物；3.协助组员学会应对低血糖	掌握糖友科学饮食方法	1.组员分享自己的饮食习惯；2.展示食物金字塔模型，学习糖友健康饮食的原则（均衡饮食、定时定量、少食多餐、多吃高纤维食物、少油少盐少糖等）；3.学习食物交换份方法，引导组员进行每日饮食量估算；4.学习手掌法则估算食物分量；5.科学选择水果；6.认识食物标签，现场练习如何选择食物	自我管理知识手册、PPT
		了解和应对低血糖	1.引导组员讨论低血糖的症状和引起低血糖的原因；2.学习如何应对和预防低血糖	A4纸、彩笔
		行动起来	1.协助组员了解自身身体情况，如体重、身高等；2.讨论交流减油、减糖、减盐的方法；3.引导组员根据自己的饮食习惯制订行动计划；4.学习制作糖尿病急救卡	体重秤、软尺、A4纸、彩笔、自我管理知识手册
		总结与预告	1.社工对本节次活动内容进行回顾，总结本节次学习收获；2.布置家庭作业，指导填写自我管理知识手册饮食、运动情况及血压血糖监测结果；3.预告下节次小组活动时间及内容	自我管理知识手册

表4 小组第四节次活动计划书

主题	小组目标	环节	主要内容	所需物资
运动管理	1.协助组员了解健康合理的运动方式；2.协助组员掌握运动安全的评估方法	交流与分享	1.组员签到；2.组员分享家庭作业完成情况，探讨行动过程中遇到的问题；3.热身游戏：手指操	签到表、签字笔、相机
		了解运动的好处与注意事项	1.组织组员分享日常的运动习惯、方式和时长；2.邀请医生分享健康合理的运动方式，评估运动安全的指标、注意事项等	PPT
		认识与预防糖尿病足	1.引导组员分享自己的足部情况；2.邀请医生分享糖尿病足的表现与危害，学习糖尿病足预防措施；3.协助组员学习足部护理	PPT
		学习运动技能	1.学习健身操；2.学习健步走	视频

续表

主题	小组目标	环节	主要内容	所需物资
运动管理	3.协助组员制订适合自己的运动方案	行动起来	1.引导组员了解运动的三个阶段:热身、运动、放松; 2.引导组员讨论和选择合适的运动方式; 3.制订适宜的运动量表并执行和记录	A4纸、彩笔、自我管理知识手册
		总结与预告	1.社工对本节次活动内容进行回顾,总结本节次学习收获; 2.布置家庭作业,指导填写自我管理知识手册饮食、运动情况及血压血糖监测结果; 3.预告下节次小组活动时间及内容	自我管理知识手册

表5 小组第五节次活动计划书

主题	小组目标	环节	主要内容	所需物资
情绪管理	1.协助组员缓解因糖尿病带来的压力; 2.了解常见的负面情绪和掌握缓解方法; 3.学习沟通交流的方法; 4.协助组员处理小组活动结束后的情绪问题	交流与分享	1.组员签到; 2.组员分享家庭作业完成情况,探讨行动过程中遇到的问题; 3.热身游戏:三分钟冥想空间练习	签到表、签字笔、PPT、相机
		了解负面情绪	1.引导组员分享生活中扮演的重要角色及近期的心情状况; 2.了解常见的负面情绪及其危害; 3.中医与情绪	PPT
		讨论与学习缓解负面情绪的方法	1.组员学习并认识压力与血糖的关系; 2.引导组员讨论缓解负面情绪的方法; 3.学习缓解负面情绪的方法,如深呼吸法、转移注意力法、情景想象法、人/物倾诉法等	PPT
		学习沟通交流的技巧	1.学习与家人、朋友沟通交流的技巧; 2.了解和学习患者与医生沟通交流的技巧	A4纸、彩笔
		行动起来	1.组员分享情绪管理的学习收获; 2.鼓励组员寻找和利用社区资源; 3.鼓励组员坚持执行和记录行动计划	——
		分享收获,展望未来	1.引导组员交流分享小组学习收获; 2.社工鼓励组员坚持用自我管理方法科学控糖; 3.告知小组活动结束,协助组员巩固学习成果; 4.告知组员一个月后的跟踪回访及保持联系; 5.填写后测问卷及满意度问卷	自我管理知识手册、后测问卷、满意度问卷、签字笔

（二）小组发展状况

1. 小组活动初期（第一节次）

社工的主要任务是帮助组员初步了解糖尿病患者自我管理的内容及意义，并与组员建立信任的合作关系。

在本阶段，组员间以及组员与社工之间虽然认识，但仍存在一定的信任距离。为消除这种陌生感，社工组织开展了"拍拍手""串名字"两个游戏，加深彼此间的认识和熟悉，建立良好的小组关系。

在组员进行首轮自我分享中，社工发现大部分组员对糖尿病存在知识、行为、家庭等多方面的疑问，社工运用积极倾听、及时反馈的技巧给予组员肯定，同时介绍自我管理内容，明确小组活动的目的和内容，与组员商讨并制订小组契约，鼓励组员坚持参与小组活动并从中学到正确的自我管理知识。同时邀请社康机构医生进行糖尿病健康管理知识的分享，为组员解答疑问，帮助组员树立对糖尿病的正确认识。在医生分享结束后，社工与组员一起回顾医生分享的内容，并请组员一起体验糖尿病并发症的症状，了解糖尿病并发症的严重后果，引导组员明白糖尿病健康管理的重要性，以此激发组员开展自我管理的动力。最后，社工通过组员的分享引出"五驾马车"知识，帮助组员了解后续小组活动中需要学习的内容。第一节的内容多为概念性知识，导致部分组员难以理解。社工及时发现这一问题，采取了小游戏学习知识、发掘活泼的组员等方法来调动小组气氛，鼓励组员多分享自己的经验，带动其他组员共同学习。

2. 小组活动中期（第二、三、四节次）

社工的主要任务是帮助组员学习药物管理、饮食管理、运动管理的技能与方法，协助组员在日常生活中养成自我管理习惯，并且做好饮食、运动和血压血糖监测结果的记录。在此阶段，社工发挥着引导者和同行者的作用，利用引导、倾听、接纳、尊重等技巧带领组员积极融入小组学习中，让组员带着问题在小组学习中寻找答案，以达到小组活动的目的。

一是社工在每一节次的"交流与分享"环节引导组员分享家庭作业的完成情况，以此了解组员在行动过程中遇到的问题，并鼓励组员分享自己的经验和好的做法。二是邀请医生从组员的角度去分享药物使用、合理饮食和运动选择等知识，通过对实用有趣知识的讲解、偏向体验性的学习方式，加深组员对小组活动的兴趣。通过医生的分享，组员改正了小组活动前对糖尿病的错误认知，解除了心中的疑惑，提高了糖尿病防治知识水平。三是社工与组员一起探讨自我管理的细节问题，如提醒自己按时服药的办法、戒烟戒酒后不适的缓解方法、增加饱腹感的方法、减油/减糖/减盐的方法等，引导组员相互学习交流。四是在组员中挖掘积极分子，发挥其带头作用，互帮互助，协助其他组员共同成长。

3. 小组活动后期（第五节次）

社工的主要任务是巩固小组学习成效，协助组员学习自我情绪管理。

在此阶段，社工一边带领组员回顾前四节次小组学习的内容，组织组员分享各自在小组活动中的收获，增强组员的正面互动，巩固小组学习的成果；一边通过"情绪管理"引导组员讨论学习缓解负面情绪的方法，及时觉察、疏导自己的负面情绪，保持积极乐观的心态，避免负面情绪影响到糖尿病的治疗。

此外，社工鼓励组员利用糖友微信群和线下交流等方式来实现相互支持、相互鼓励。社工还与组员讨论跟进服务情况，告知将在小组活动结束后对组员进行为期一个月的陪伴支持、专项提醒、线上反馈、小组回访等，及时打消组员对小组活动后期遗留问题的顾虑。最后，社工鼓励组员寻找和运用社区资源去解决各种问题与需求，逐步降低组员对小组的依赖，引导组员将目光转向自身未来的规划。

五、评估

（一）评估方法

本小组运用问卷评估辅以观察法和作业检查法进行评估。

（二）评估内容

问卷评估主要包括小组活动开展前后测评估问卷、焦虑自评量表（SAS）、抑郁自评量表（SDS）、满意度调查问卷、小组活动回访问卷等。观察法主要是对组员在小组中的表现及参与活动的积极性等进行评估。作业检查法主要是对组员完成家庭作业的情况进行评估。

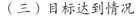

（三）目标达到情况

在小组学习过程中，社工运用了并发症体验、血糖仪示范、饮食金字塔图、运动类别图、情绪能量图以及短视频等"图文＋体验"的形式，使得学习内容和形式更为丰富。经过一个多月的小组学习和小组回访，小组活动达到预期服务目标，具体体现在以下几个方面。

一是组员自我管理知识与技能得到提升。根据小组活动开展前后测评估问卷分值结果，组员在小组活动结束时测评（后测）得分均要高于小组第一节次测评（前测）得分，组员在对糖尿病知识的了解、自我管理的态度、自我管理行为等方面均有不同程度的提升。

二是小组作业完成率高。通过每节次活动的作业布置，全部组员均填写了"我的饮食记录表"和"我的运动记录表"，个别组员还填写了"血压血糖记录表"，组员自我监测的积极性有了很大提高。

三是组员对小组的评价高。全部组员在对小组活动的时间、地点、内容的安排以及"对小组活动的总体看法"上均给予了"非常满意"或"满意"的评价。

四是小组学习成果的持续性增长。在一个月后的跟踪随访中，80%的组员反馈能持续实施糖尿病自我管理行为，坚持填写"我的饮食记录表"和"我的运动记录表"，而且填写内容更加细化。

综上所述，对照小组设定的目标，组员在小组活动中学到了更多的糖尿病防治知识，并且在运动和饮食上形成了健康的生活习惯，实践了糖尿病自我管理方法，达到了预期目标。

六、专业反思

1. 小组服务内容的创新。虽然小组有标准化资料指引，但本次案例是社工在已组织3个患者自我管理小组活动后总结经验来设计、撰写和开展完成的，旨在为糖尿病患者提供一个具体的、有趣的小组服务方案。案例将原计划内容和顺序做了合并与排序、新增，让每一节次的小组活动都有体验、有新意、有参与、有分享，提高了服务成效。小组活动内容安排能够激发组员的代入感、危机感和求知欲，引导组员有意识、有目标、有方向地学习。

2. 社工与医生的角色是互补的。在小组中，医生能够为糖友提供专业的糖尿病知识教育、诊断与咨询。社工则能够为糖友提供心理健康辅导、社会资源链接、政策知识普及等服务。社工通过系统学习糖尿病知识提升自己的医学知识水平，并在小组中辅助医生解答组员对管理糖尿病的疑问，为组员提供有效支持。医生、社工的联动让糖友的管理和康复更加完善，让服务变得更加有温度。

3. 糖尿病长期管理需要链接多种资源。糖尿病作为一种慢性疾病，需要长期甚至终身进行自我管理。通过小组活动可以引起糖友对疾病的重视，让糖友掌握糖尿病自我管理的技能和方法，鼓励糖友践行自我管理行为，但小组的服务是短暂的，从长期管理的目标来看，糖友需要更多的资源协助其开展持续的健康管理。因此，社工要协助糖友挖掘身边的资源，如家人、邻里、家庭医生、社区服务等，形成一个社会支持链条，让糖友拥有长期的求助服务渠道，增强自我管理的信心，更积极地面对糖尿病。

4. 小组服务方案的可推广性。方案以糖友存在的常见问题为导向，以"病理教育＋药物治疗＋饮食治疗＋运动治疗＋心理健康"为教育核心，以满足糖友的基本需求为目标，将社会工作的方法和理念引入患者自我管理小组活动中，将糖尿病防治知识和技能融入参与式、体验式、互动式小组活动中，通过社工管理和医学指导，保证服务流程的科学、有效。不仅能让糖友理解知识和运用技能，促进他们在互动中形成"助人自助"的理念，还能拉近医患距离，增强彼此信任，提升健康管理效果。小组服务方案具有一定的推广意义。

督导评语（郑丽如）

本案例是社工积极联动社康机构医护人员共同开展的针对糖尿病患者及家属的自我管理小组，社工通过自己的经验、总结和设想形成了糖尿病患者的自我管理、药物管理、饮食管理、运动管理、情绪管理等系统的自我管理小组计划。在小组活动中，社工管理和医学指导双重保证，不仅帮助组员理解和记忆知识和运动技能，还能在互动中使他们形成"助人自助"的理念，最终促使组员实现自我健康管理。

携手并肩，控糖沿途有你

——社会支持网络理论下的糖尿病患者自我管理小组

周碧君 ^①

周碧君 ^①

一、小组基本情况

（一）小组名称：糖尿病患者自我管理小组

（二）活动对象：2 型糖尿病患者

（三）参与人数：10 人

（四）社工姓名：周碧君

二、小组目标

（一）增加组员对糖尿病知识的储备；

（二）推动组员之间的"同路人"互助支持；

（三）提升组员糖尿病自我管理能力，促进组员生活方式改善，最终实现自我健康管理。

三、理论与方法

社会支持网络是指个人之间的接触，通过这些接触，个人得以维持社会身份并且获得情绪支持、物质援助和服务、信息与新的社会接触。以社会支持网络理论为取向的社会工作强调通过干预个人的社会网络来改变其在个人生活中的作用。特别是对那些社会网络资源不足或者利用社会网络的能力不足的个体，社会工作者致力于给予他们必要的帮助，为其扩大社会网络资源，

① 周碧君，深圳市龙岗区春暖社工服务中心社工。

提高其利用社会网络的能力。社会支持网络通常能够在预防、治疗和恢复三个方面发挥作用。本小组服务过程中，组员之间是同行者，社工和医生为组员提供糖尿病患者自我管理的知识与方法，协助组员在生活中正确地实施自我管理，在小组活动中促成组员相互支持、分享管理糖尿病的心得，最终提高他们的生活质量。

四、小组过程

（一）小组计划

根据小组活动的要求，制订小组活动计划，明确每节次活动的时间、主题和内容。一般情况下，每周开展一节次小组活动。本案例小组的活动时间为2021年8—9月（详见表1）。

表1 小组活动计划书

节次	主题	目标	活动内容
第1节	自我介绍，控糖知识知多少	1. 医生、社工、组员相互认识； 2. 了解糖尿病基础知识	1. 开场，介绍小组活动目标及内容； 2. 社工和医生自我介绍（使组员了解项目成员组成，了解服务人员的专业性，提高对项目服务的信心）； 3. 填写前测问卷，了解小组活动开展前组员对糖尿病的认识、态度与行为； 4. 互相认识游戏："五指画"（在白纸上画下自己的手，在手掌的位置写下自己的名字，手指位置依次写下患病时间、目前治疗方法、饮食习惯、运动习惯和血糖控制情况），并逐一请组员根据自己的"五指画"进行自我介绍； 5. 医生分享糖尿病相关健康知识、血糖仪的规范操作以及如何使用自我监测表格； 6. 社工带领组员回顾本节次小组活动内容，布置家庭作业（连续记录3天饮食和运动情况，若测量血糖、血压也需记录），预告下节次小组活动时间
第2节	学习知识，坚持控糖	1. 协助组员了解糖尿病并发症知识； 2. 体验并发症症状	1. 社工和医生检查组员家庭作业完成情况（若检查到异常，社工和医生需要及时介入）； 2. 社工开场，带领组员回顾上节次小组活动内容，鼓励组员分享经验； 3. 社工介绍本节次活动内容：糖尿病并发症； 4. 社工请组员体验糖尿病并发症的症状（视网膜病变使用道具眼镜进行视力检测、糖尿病足使用鞋楦进行趾压板体验、周围神经病变使用手套摸物品等），并请接受体验的组员分享感受； 5. 医生分享并发症的原因、预防并发症的方法以及足背动脉检查等自查方法； 6. 社工带领组员回顾本节次小组活动内容，布置家庭作业，预告下节次小组活动时间

续表

节次	主题	目标	活动内容
第3节	控糖有方，相互支持	1.增加组员对于糖友健康饮食原则的认识； 2.协助组员认识饮食与热量的关系； 3.加强组员对于食物热量的认识	1.社工和医生检查组员家庭自我监测作业完成情况； 2.社工开场，带领组员回顾上节次小组活动内容，鼓励组员分享经验； 3.社工分享饮食与热量的关系； 4.社工分享合理搭配一天三餐的方法与技巧； 5.社工带领组员回顾本节次小组活动内容，布置家庭作业，预告下节次小组活动时间
第4节	健康运动，有序管理	了解健康合理的运动方式	1.社工和医生检查组员家庭自我监测作业完成情况； 2.社工开场，带领组员回顾上节次小组活动内容，鼓励组员分享经验； 3.医生分享合理的运动方式和运动禁忌； 4.社工带领组员做拉伸动作、学习健脑操； 5.社工带领组员回顾本节次小组活动内容，布置家庭作业，预告下节次小组活动时间
第5节	健康饮食，服药须知	1.协助组员了解服药须知和注意事项； 2.掌握正确的测血糖方法	1.社工和医生检查组员家庭自我监测作业完成情况； 2.社工开场，带领组员回顾上节次小组活动内容，鼓励组员分享经验； 3.医生分享糖尿病常用药物种类及其使用注意事项，应组员要求再次分享血糖仪的规范操作以及如何使用自我监测表格； 4.社工带领组员回顾本节次小组活动内容，布置家庭作业，预告下节次小组活动时间
第6节	情绪察觉，压力管理	1.回顾和复习小组活动内容； 2.学习缓解压力的方法	1.社工和医生检查组员家庭自我监测作业完成情况； 2.社工开场，带领组员回顾上节次小组活动内容，鼓励组员分享经验； 3.组员各自分享自己在控糖路上的情绪变化以及自我调整方法； 4.学习缓解压力方法，冥想和音乐放松（渐进式肌肉放松）； 5.医生根据组员的血糖饮食记录表，进行饮食、用药、运动的分析和答疑； 6.填写后测问卷； 7.合影，小组活动结束

（二）小组发展状况

1. 小组活动初期

此阶段的主要任务是社工、医生与组员分享糖尿病知识，提升组员对糖尿病的了解程度，促使组员认识糖尿病自我监测（包括饮食和运动记录，以及血压、血糖的监测）的意义。小组活动前期通过热身游戏激发组员参与小组活动的积极性，使组员从陌生到彼此认识。组员虽然大部分患病多年，但从未系统了解过糖尿病知识，在糖尿病管理上存在很多疑问。社工和医生对大家提出的疑问进行详细解答，为组员提供开放与支持的环境。同时，社工与医生为组员之间搭建沟通的桥梁，引导组员相互分享自我监测的经验。社工和医生对组员的分享给予积极的回应，协助组员科学地认识糖尿病自我监测的重要性，并鼓励大家一起学习，按时完成自我监测的家庭作业。

2. 小组活动中期

此阶段的主要任务是为组员提供实用的糖尿病管理知识，并促使他们将知识转化为实践行动。为强化组员知识学习效果，巩固组员的正向改变，每节次小组活动结束后均布置自我监测家庭作业。每节次小组活动开始前，社工与医生检查组员过去一周自我监测表格的记录情况。当组员血糖数值出现明显波动时，医生会结合组员表格中饮食、运动及药物的记录情况给予对应的建议，从而提升组员应对慢性病的效能感。对于在小组活动中血糖数值很不稳定的组员，医生会在该节次小组活动结束后将其带回社康中心进行详细检查，必要时调整治疗方案。在此阶段，组员对糖尿病认知水平参差不齐，组员的性格特征明显地展现出来，在小组活动过程中有一定的冲突。社工在处理冲突时遵循个别化原则，强调组员之间的差异，鼓励小组成员间学会相互尊重和接纳。

3. 小组活动后期

组员间的关系变得亲密，在每一节次小组活动开始前后会分享各自的控糖经验，为他人提供控糖方法与情感支持。社工与医生持续关注组员之间的分享，及时提供信息与解答疑问。在小组活动的最后一节次，社工带领组员对小组活动内容进行回顾，引导组员分享参加小组活动后自我监测的过程和效果，强化组员的正向改变。同时，社工通过后测了解小组成员对糖尿病知识的掌握情况。另外，社工总结组员在小组中的成长过程，肯定组员在小组活动过程中自我监测行为的进步，并鼓励小组成员在小组活动结束后，依然坚持做好自我监测。

五、评估

通过前后测问卷评估组员在糖尿病自我管理知识、态度与行为方面的变化，通过数周的自我监测表评估组员的饮食、运动和血糖监测情况。小组目标的评估结果如下。

（一）切实提升了组员的糖尿病知识储备

通过社工、医生与组员分享糖尿病知识，以及组员之间相互分享饮食、运动的管理经验，组员能正确掌握与糖尿病有关的健康知识。在总分为 22 分的糖尿病知识问卷中，组员在小组活动结束时的平均得分为 17 分，比第一节次活动时的平均得分提高了 6 分，提示小组活动有效提高了组员的糖尿病知识水平。

（二）切实提升了组员面对糖尿病的情感支持

社工为组员提供自我监测表，要求组员每周至少连续填写 3 天的饮食、运动情况，并记录血糖监测的结果。每节次小组活动开展前，社工和医生都会引导组员就过去一周监测情况进行经验分享。当组员出现血糖数值波动时，结合饮食和运动监测结果，引导组员分析血糖数值波动的原因，若是由于饮食不当引起血糖上升，则告诫该组员避免食用或者勿过量食用相关食物。组员的日常分享不仅为大家带来了管理糖尿病的知识和信息，更重要的是提升了彼此面对糖尿病的信心。

（三）充分提升了组员对糖尿病健康行为的执行能力

组员每周认真填写自我监测表，并咨询医生的专业意见，加强了与医生之间的沟通和信任，并大大提升了开展自我监测的积极性和遵医嘱治疗的依从性。在总分为 15 分的糖尿病行为问卷中，组员在小组活动结束时的平均得分为 11 分，比第一节次活动时的平均得分提高了 5 分，提示小组活动有效地促进了组员的糖尿病健康行为。

六、专业反思

社工积极与医生达成合作共识，做好服务开展前的各项准备工作。虽然小组活动有标准化资料指引，但是执行过程中需要因人而异、因地制宜。社工在活动前期遵循个别化原则，了解每名组员的身体状况，并与医生进行协商，调整小组活动内容以及讲述方式，使得每名组员都尽可能被照顾到。

社工作为关系协调者和使能者，能够营造和谐的小组氛围，发挥小组的最大效能。社工作为组员之间的沟通桥梁，组员在糖尿病管理方法上存在分歧时，社工与医生能够提供专业意见，缓解组员间的矛盾情绪，尊重每名组员的价值观。社工在小组活动中不断提升组员在控糖路上的自我监测能力，组员血糖数值发生波动时，社工与医生会进行专业介入，增强组员治疗糖尿病的能力与信心。

社工坚持不懈地探索学习，有助于小组活动的顺利开展。社工并非糖尿病管理专家，需要系统学习糖尿病管理知识。通过上岗前对糖尿病防治知识的专题学习，了解糖尿病管理的基础知识，在小组活动中辅助医生解答组员对糖尿病管理的疑问，给组员提供有效支持。

社工和医生开展动态沟通，及时针对血糖数值波动的组员进行干预处理。社工每节次活动时都会检查组员的自我监测表，发现个别组员血糖数值异常升高时，及时与医生沟通，医生作为专业力量及时介入，必要时为组员调整治疗方案。

社工需帮助组员家属增加对糖尿病知识的了解，为组员拓宽社会支持网络。本小组组员的社会支持网络狭窄，只有医生、社工和组员之间的社会支持网络。社工应提升组员家属对糖尿病管理的认知，从而提高家属对患者的共情，鼓励家属对患者提供支持与协助，共同提升患者的生活质量。

小组活动过程中，医生和社工集中解决组员面临的问题，形成团队支持。社工在小组活动开始前与结束后的时间，鼓励组员相互交流过去一周的控糖经验，促使组员之间产生共鸣、提供情绪支持，医生和社工给予回应，提高组员自我效能感，做到控糖不懈怠，控糖路上有陪伴。

督导评语（郑长征）

本次小组活动能够围绕糖尿病患者在自我管理中的不足，有针对性地设计方案并组织实施，在实施过程中注重使用前后测的方法来检验小组干预的效果。此外，社工注重在小组活动过程中与医生建立合作机制，针对组员个别化的问题及时跟进处理，促使组员间加强了对疾病健康知识的学习及自我管理技能的掌握和运用，提高了组员的控糖能力。

个案 篇

生态系统模式赋能糖尿病患者居家康复

——多元介入糖尿病自我管理个案

胡东兰 [①]

一、案例背景

（一）基本资料

黄婆婆，女，68岁。

（二）个案背景资料

1. 接案原因

2021年12月末，社工在日常走访过程中，接到服务对象家属的求助。据悉，服务对象罹患2型糖尿病及尿毒症等多种疾病，并于当年11月因糖尿病并发症入院治疗。在治疗期间，服务对象接受了心脏搭桥手术。出院以来，服务对象出现术后适应不良、情绪焦虑以及与照料者关系紧张等问题。

2. 健康情况

服务对象患有慢性肾病5期（尿毒症期）、高血压、2型糖尿病、冠心病、胆囊结石、肾结石等多种疾病，并已出现糖尿病足的症状。为控制病情，服务对象每天都需服用多种药物。服务对象对服用这些药物存在强烈的抗拒心理。

3. 家庭情况

服务对象已丧偶，有两个儿子和两个女儿，其中一个女儿为残疾人。服

---

① 胡东兰，深圳市龙岗区彩虹社会工作服务中心一线社工。

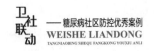
务对象跟小儿子住在同一个小区，其他子女不定期过来探望。

4. 人际关系

家人聘请了保姆照料服务对象的日常起居，但由于服务对象身体原因导致情绪波动大，使其与保姆之间关系变得紧张，进而导致频繁更换保姆；同时，因无法行走，服务对象平时只与保姆和小儿子相处，与外界的沟通交流机会相对较少。

5. 情绪状态

服务对象因糖尿病并发症住院治疗，出院后面临着居家康复的诸多挑战，主要包括多种药物服用、腹部透析、伤口护理等，再加上服务对象与照料者关系紧张，导致她经常出现情绪低落及情绪波动大的现象。

6. 经济状况

服务对象有退休金，但因其患有多种疾病，退休金几乎全部用于支付治疗费用。服务对象生活难以自理，不得不聘请保姆来照顾。服务对象的子女家庭经济状况一般，难以提供更多的经济支持。因此，服务对象面临较大的经济压力。

二、问题分析

（一）问题分析与需求

生态系统理论强调个体与环境之间的相互作用，认为个体的行为和发展受到多个环境系统的影响。在生态系统模式的框架下，服务对象面临的问题并非单纯的个体问题，而是与其所处的环境系统紧密相连。针对服务对象的现状，将其面临的问题与生态系统中的各个层面进行分析和关联。通过分析，得出服务对象主要面临以下问题。

1. 微观层面：健康状况、情绪状态以及经济状况的问题

服务对象身患多种疾病，常常处于情绪低落的状态。同时，由于治疗、住院、康复、聘请保姆等持续性支出，服务对象承受着巨大的经济压力。服务对象对糖尿病知识了解较少，喜吃甜食、淀粉类食品；有糖尿病足，但她对足部的护理缺乏重视，多次用指甲刀去抠挠脚部，已造成脚部创伤；因服用药物较多，她会选择性地不吃或少吃降糖药。

2. 中观层面：家庭环境、社交关系以及经济状况的问题

服务对象的家庭结构复杂，与保姆（主要照顾者）关系紧张，社交圈子狭窄，缺乏与外界的沟通交流。同时，服务对象的经济状况堪忧，退休金几乎全部用于支付药费、腹部透析等治疗费用。其子女家庭经济状况一般，其中一个女儿为残疾人，家庭经济压力非常大。

3. 宏观层面：社会支持系统不完善

服务对象作为一个老年人，不仅深受多种疾病的困扰，还面临着居家康复的挑战。然而，现有的社会支持系统未能给予她足够的帮助和支持，特别是在老年人健康教育和康复指导方面存在不足。

综上所述，服务对象面临的问题是复杂且多层面的。为有效解决这些问题，需要从生态系统模式的视角出发，全面、系统地考虑微观、中观和宏观三个层面的因素，为服务对象提供全方位的支持和帮助。

（二）案例介入理论

生态系统理论将人类成长生存与其所处的社会环境（如家庭、社区）看作一种社会性的生态系统。该理论强调将个体置于其所在的环境系统中加以考察，注重描述人的生态系统如何与人相互作用并影响人的行为，能够揭示家庭、社会系统对于个人成长的重要影响。在开展个案服务时，面对服务对象及其所面临的问题，我们不应孤立地仅将焦点放在服务对象本身，还应考虑到服务对象所处的生态系统。为服务对象提供服务时，也应根据生态系统的三个层面（微观系统、中观系统、宏观系统）来设计介入模式和介入方法。这样做能够更全面地帮助服务对象走出困境，并引导其积极乐观地面对生活。

本案例以生态系统理论为基础，从微观、中观和宏观系统来制订服务策略。微观系统是个体活动和交往的直接环境，包括服务对象个体、家庭、保姆等。中观系统是指各微观系统之间的联系或相互关系。在本案例中主要涉及服务对象与子女、保姆之间的相处模式，会对其居家康复的成效产生一定影响。宏观系统是指个体未直接参加但对他们的发展产生影响的系统。在本案例中主要指服务对象的居家环境、邻里社区、医疗服务等，会对其产生一定的影响。

服务对象因患有多种疾病及居家康复产生焦虑、与家人和照顾者之间的关系紧张，同时在治疗上面临着巨大的费用支出压力。这些问题进一步引发了服务对象的情绪困扰、经济压力和照顾压力等一系列问题。因此，社工需要从服务对象个人、个人与家庭、个人与社会等多维度综合考量分析，以提供全面有效的支持和帮助。

三、服务计划

（一）服务目标

总目标：协助服务对象学习糖尿病患者自我管理相关知识，以有效控制血糖，促进术后伤口的恢复；提升服务对象照顾者的护理能力，以促进服务对象的家庭康复顺利进行，从而使其更积极乐观地面对未来的生活；为服务对象构建完善的社会支持网络，以缓解其经济压力并为其提供情绪疏导和心理支持。

具体目标：

1. 心理方面：通过链接社康机构资源，为服务对象建立家庭病床，以解决其担心的腹部透析后的护理问题，帮助服务对象理性看待出院后的康复生活并缓解其心理压力。

2. 身体方面：在社工、家庭医生和家庭照顾者的共同努力下，服务对象对糖尿病知识有了更深入的了解，并能够遵照医嘱进行家庭康复，能够很好地适应术后在家的康复生活。

3. 人际关系：减少服务对象与照顾者之间的冲突，缓和二者间的关系，并排解服务对象的负面情绪；鼓励服务对象家人通过电话、视频或者回家探望等方式与服务对象保持联系，让服务对象感受到家人的关心与支持；组织社区志愿者提供上门服务，缓解照顾者的工作压力。

4. 经济方面：联系社区民政专干，了解相关救助政策，为服务对象寻求政策支持，缓解其经济压力。

（二）服务策略

1. 医疗护理与教育支持

（1）协助服务对象与社康机构建立家庭病床，为服务对象提供专业的术后医疗护理；

（2）辅导照顾者学习护理知识，缓解服务对象焦虑情绪；

（3）安排服务对象、照顾者一同学习糖尿病患者自我管理知识，提升自我管理能力；

（4）引导服务对象关注糖尿病足护理，防止症状进一步发展。

2. 社会网络支持与资源链接

（1）链接相关政策资源，为服务对象申请经济救助，缓解其经济压力；

（2）发动社区志愿者开展上门服务，为服务对象提供剪发、清洁等多项义务服务；

（3）促进服务对象子女对服务对象的关怀、照顾，鼓励他们用心用情陪伴服务对象，疏缓服务对象焦虑情绪；

（4）联动多方资源，丰富服务对象的社会交往，提升其生活质量。

3. 沟通促进与家庭关怀

（1）了解服务对象频繁更换保姆的原因，促进服务对象与照顾者（包括保姆）之间的沟通交流，减少双方之间的冲突；

（2）鼓励服务对象家人通过电话、视频、回家探访等方式关心服务对象的身心健康，让服务对象切实感受到家人的关心与支持。

社工通过整合生态系统的各层级资源和支持，协助服务对象建立稳固的居家康复网络，增强其自我管理能力和社会归属感，从而促进其居家康复的顺利进行。

四、介入过程

（一）建立专业关系，评估服务对象的需求

社工了解到，服务对象患有多种疾病，包括慢性肾病5期（尿毒症期，需腹透）、高血压病3级（极高危）、2型糖尿病（有糖尿病足）、冠心病（已做心脏搭桥手术）、胆囊结石、肾结石等。服务对象因多种疾病治疗和疼痛折磨、居家康复的迷茫以及与照顾者关系紧张等多重因素，情绪低落。社工运用同理倾听和积极关注的方法，让服务对象在接受服务的过程中感受到关心和关爱，疏导其低落的情绪，建立起服务对象与社工的专业关系。

（二）医护社联动，增强社会支持网络

1. 协助申请家庭病床，提高服务对象照顾者的康复护理水平，缓解服务

对象的焦虑情绪。针对服务对象病情复杂、术后伤口护理、腹部透析等多种问题，社工协助服务对象与社康机构联系申请建立家庭病床。在建立家庭病床后，通过护士上门护理、给予照顾者专业的护理和用药指导，促进服务对象更好地恢复健康。

2. 为服务对象查询相关救助政策，帮助其准备申请材料，缓解服务对象的经济压力。通过社区民政窗口了解到，服务对象可以向坪山区基金会申请每年不高于 1 万元的生活救助。社工将此信息告知服务对象及其家人，协助其准备申请材料，最终成功申请到 8000 元的救助金，在一定程度上缓解了服务对象的经济压力。

3. 搭建沟通交流平台，促进服务对象的家人对服务对象的关怀和照顾。社工通过与服务对象本人及其家人的沟通，发现服务对象与家人之间的沟通交流较少。服务对象表示，家人对自己关心不够，他们平时更多是带点东西过来，之后匆忙离开，缺乏真正的陪伴和交流。社工鼓励服务对象家人通过电话、视频、回家探访等方式关心服务对象，让服务对象感受到家人的关心与支持。

4. 发动社区志愿者力量，为服务对象提供探访慰问、义剪、清洁等上门服务，缓解照顾压力。因服务对象居住在二楼，短期内无法下楼行走，了解到服务对象有剪发、清洁等需求。社工发动志愿者为其提供上门剪发、清洁等服务，这不仅满足了服务对象的日常需求，也在一定程度上缓解了服务对象家属的照顾压力。同时，考虑到服务对象可能存在的情感需求，社工还发动会讲客家话的志愿者上门与服务对象聊天解闷，以缓解其负面情绪。

（三）学习糖尿病知识，科学控制血糖

在服务过程中，社工与服务对象分享糖尿病自我管理"五驾马车"知识（糖尿病知识教育、饮食调整、合理运动、血糖监测和药物治疗）；针对服务对象饮食偏好甜食和淀粉类食物，以及选择性服药的问题，社工帮助服务对象认识到血糖升高对糖尿病并发症和其他疾病发展的影响，促进服务对象在家做好饮食和药物管理；针对服务对象已有糖尿病足却不重视脚部护理的问题，社工邀请社康机构护士分享类似案例情况，让服务对象意识到脚部护理的重要性，促进其主动配合护士和照顾者做好脚部护理。

（四）了解频繁更换保姆的原因，协助沟通交流

在跟进中，社工了解到服务对象更换保姆的原因主要有三点：一是服务对象认为之前的保姆完全不懂护理，不能帮助自己很好地恢复；二是在饮食方面，保姆做的饭菜不合服务对象口味；三是在聘请保姆时，家人没有与服务对象商量，之前聘请的保姆不合服务对象要求。社工在此过程中，积极促进服务对象与家人之间的沟通、服务对象与保姆之间的沟通以及服务对象家人与保姆之间的沟通。服务对象也表示以后自己会多与家人、保姆沟通，目前聘请的保姆与自己来自同一个城市，语言沟通方便，饮食习惯也相同，共同话题也较多。在多次的跟进走访中，社工观察到服务对象与照顾者之间的关系得到缓和，服务对象的情绪也比较稳定。

五、案例评估

（一）个案目标达到情况评估

个案目标初步达到：一是协助服务对象申请到家庭病床，在社康机构医务人员的指导和护理下，服务对象得到妥善的康复照顾。同时，通过医务人员的专业指导，服务对象照顾者的护理水平得到提升。二是通过学习糖尿病患者自我管理的相关知识，服务对象认识到高血糖对身体的负面影响，从而加强了对自身的饮食管理，注重饮食的多元化，并遵照医嘱服用药物。同时，服务对象还注重脚部护理，并结合自己的身体情况进行简单的手部运动，有效促进身体的恢复。在个案结束时，服务对象已能下床行走。三是成功向坪山基金会申请到生活救助，缓解了服务对象及其家人的经济压力。四是服务对象与家人、保姆的关系得到缓和。服务对象子女及孙辈也能够定期通过各种方式关心她，这使得服务对象对未来在家康复充满信心。

（二）工作人员自评

在个案服务过程中，社工以服务对象的需求为出发点，运用倾听、同感等服务技巧给予服务对象积极的关注，疏导其低落、焦虑的情绪，让服务对象得到心理支持；通过链接医疗资源，协助其建立家庭病床，让其在家康复的过程中得到专业的护理和指导；同时还通过发动社区志愿者、链接当地的

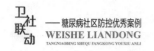

政策资源等途径，很好地缓解了服务对象家人的照顾压力和服务对象的经济压力。通过上述资源支持，开启了服务对象的居家康复之路。

六、结案

在后续服务的多次跟进中，社工了解到服务对象每周两次接受家庭病床服务，其照顾者在护士的指导下，护理能力得到一定提高；服务对象经过饮食管理及药物控制，其血糖控制达到目标水平；服务对象与照顾者之间的沟通交流增加，双方相处融洽；服务对象与家人关系得到缓和，双方能够相互理解对方的感受。至此，个案目标初步达到，予以结案。

七、专业反思

在个案跟进过程中，社工有以下方面的体会和反思。

第一，服务对象患有 2 型糖尿病并伴随多种并发症，这使得个案跟进管理的难度提升。因此，对社工的专业水平要求极高。社工不仅需要有扎实的社会工作知识，还需要不断学习医疗知识、掌握医疗政策信息。只有如此，社工才能更好地结合服务对象的需求，有效联动社会资源（尤其是医疗资源）开展精准服务。这对于后续的服务跟进非常重要。

第二，随着我国社会老龄化的加剧，社会工作服务中遇到患病长者的概率也逐渐提升。类似于本案服务对象身患多种疾病的情况，在未来可能更为常见。这些患者需要长期的照顾，因此，社会对于有专业照顾经验人员的需求日益增加。由专业人员帮助患者进行治疗康复，将是居家康复的重要趋势。

第三，重症患者（如尿毒症、脑出血、肿瘤等）居家康复的案例近年逐渐增多。志愿者作为社区基层治理中的一支重要力量，能够为患者提供一定的支持服务。如何通过志愿服务提高重症患者居家康复的生活质量，并建立社会志愿力量参与的居家康复人群服务模式，是社工在未来的工作中应深思和研究的重要课题。

督导评语（张攀）

社工通过日常的走访发现服务对象需求，并能从生态系统的视角分析服务对象面临的多重问题，制订合适的服务目标与介入策略；在介入策略上不仅综合运用倾听、同感、关注等社会工作技巧建立专业关系，还通过链接医疗资源、申请生活救助等，有效解决了服务对象的很多实际问题，同时通过"社工＋医务""社工＋义工"的联动策略协助服务对象重构社会支持网络。本案例对社会工作介入慢性病患者的社区照顾策略、个案管理有一定的示范作用和借鉴意义。

医社联动　糖路同行

——任务中心模式在糖尿病患者自我管理个案中的应用

李经超　陈匕华 [①]

一、案例背景

（一）基本资料

冠阿姨，女，64岁。

（二）个案背景资料

社工在开展糖尿病知识户外宣传活动时结识了服务对象冠阿姨。冠阿姨参与了血糖检测环节，结果显示其血糖值在空腹状态下达到9.1mmol/L，引起社工的高度关注。为进一步了解冠阿姨的病情，社工协调家庭医生对其进行了家访。在与冠阿姨交谈的过程中，社工发现她对自身的健康状况深感忧虑。冠阿姨透露，自己的体重曾在半年内突然减轻了近5千克，对于体重骤降的原因感到困惑和担忧。因此，冠阿姨希望社工能够给予帮助，以便更好地了解自身的健康状况。

1. 家庭情况及患病经历

冠阿姨的配偶在2022年因癌症离世，令她非常悲痛。随后，她因频繁口渴就诊，被确诊患有糖尿病。从那时起，她遵循医嘱，开始服药治疗。因为服用降糖药物后身体没有明显不适，所以她并没有过多地关注病情发展情况，

① 李经超，深圳市龙岗区至诚社会工作服务中心社工；陈匕华，深圳市龙岗区至诚社会工作服务中心社工。

也没有进行进一步检测，对自己的病情了解不深入。2023 年初，她搬到儿子家居住。由于儿子工作繁忙，照顾孙女的重任主要落在她肩上，在承担家务的同时还负责接送孙女上下学。尽管家庭成员之间相处时间有限，但家庭氛围和谐融洽。

2. 情绪心理状态

冠阿姨在确诊患有糖尿病时，曾感到一丝忧虑，担心自己的身体健康会每况愈下，成为子女的负担。如今，她的体重持续下降而原因未明，加之对自我检查和监测的方法知之甚少，因此其内心忧虑重重。

3. 人际关系情况

2023 年初，冠阿姨在丈夫离世后跟随儿子入住 B 社区。尽管搬迁到新居所，邻里关系相对陌生，但冠阿姨依然保持开朗、外向的性格，迅速与周边邻居建立了良好关系。在结识社工后，受社工邀请，她开始参与社区老年人的活动，结识了更多朋友。

4. 社会支持系统

冠阿姨所居住的社区活动资源丰富，老年人领域的服务种类多样，她在参与活动过程中能够满足基本的精神娱乐需求。参与社区活动后认识了一些志同道合的朋友，她经常和这些朋友一起唱歌、拍视频等，娱乐方式多样，社会支持系统较好。

二、问题分析

经过深入分析上述背景资料，发现尽管冠阿姨经历了丧偶之痛，但在情绪、心理、家庭关系以及社会交往等方面，她的表现较为稳定。她目前面临的主要挑战来自糖尿病引发的一系列问题：一是血糖数值过高，体重迅速下降，由此产生的健康风险；二是对如何运用"五驾马车"知识控制糖尿病的认识不足；三是对病情发展和应对方法缺乏足够的了解，从而引发心理压力和担忧。

三、服务计划

（一）理论分析

任务中心模式由波尔曼创立，源自社会工作自身的专业实践，并受到问题解决模式的影响,是一种短期问题解决的服务模式。该模式吸收了心理社会治疗模式和问题解决模式的核心理念,同时融入了有计划的服务和主动干预的治疗手段。任务中心模式致力于帮助服务对象提升日常问题解决能力,促进其个人成长,包括明确需要解决的问题、设定有效解决问题的任务,并协助服务对象执行具体行动任务等。该模式强调,服务介入过程中的改变动力源自服务对象,而非社工。"围绕有效解决问题"的任务是服务模式的核心。

任务中心模式提出了一系列具体服务技术,如运用"5W+H"(What、When、Who、Where、Why 和 How)协助服务对象明确问题。在执行任务前,采用示范和演练方式提升服务对象的行动能力。马克·多尔对任务中心模式的服务程序进行了优化,简化为三个阶段:探索问题、确立目标和执行任务。

在本案例中,聚焦血糖控制、糖尿病患者自我管理知识及情绪认知等问题,社工联动社康机构医生,运用任务中心模式协助冠阿姨将血糖控制在正常范围,帮助其培养健康生活习惯、提升糖尿病自我管理信心,从而提高了她的生活质量。

(二)服务目的

协助冠阿姨提高糖尿病自我管理能力。

(三)服务目标

通过医社多元协同合作和明确行动任务,帮助冠阿姨通过调整饮食结构与优化运动方式,培养健康合理的生活习惯,实现对血糖的有效控制,帮助其保持身体健康,并减少或延缓糖尿病并发症的发生与发展。

1.身体层面:在服务跟进期间,社工帮助冠阿姨学习糖尿病患者自我管理知识,提高其疾病认知程度,增强其管理疾病的能力与信心;引导冠阿姨到社康中心签约家庭医生,通过社工及糖尿病专科医生的每周跟进,使其血糖保持在稳定状态。

2.心理层面:协助冠阿姨应对体重下降等症状带来的心理冲击,帮助其缓解焦虑情绪及压力,引导其学会理性应对、接纳糖尿病"三多一少"的疾病特征。

3.社交层面:拓展冠阿姨的社会支持网络,发掘其"同路人"(糖友)、朋友等非正式社会支持资源，构建社工、医生等正式社会支持体系，共同为其提供坚实的糖尿病管理支持。

（四）服务策略

根据任务中心模式的指引，本案服务分为三个基本阶段，即开始阶段、中间阶段和结束阶段。其中，开始阶段的主要任务包括探索服务对象认可的焦点问题和问题场景，编制服务合约以及布置服务对象首次需要完成的服务面谈外的行动任务；中间阶段主要任务是回顾问题的变化情况和行动任务的完成情况，确认和解决行动任务实施过程中的实际困难，聚焦下一步要解决的问题，完成面谈内的行动任务以及再次明确服务对象面谈外的行动任务；在结束阶段，需要回顾焦点问题和问题场景的改变情况，确认服务对象在问题解决过程中所使用的有效策略，以及讨论服务对象如何运用这些策略解决遗留问题。

根据任务中心模式的三阶段任务制订服务策略（如图1所示）。

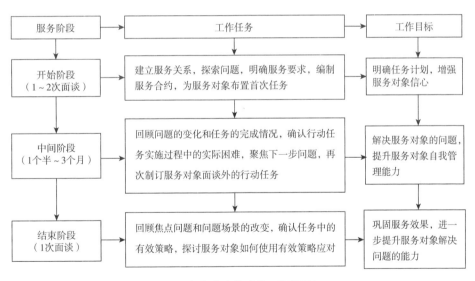

图1　任务中心模式的三阶段服务

（五）行动计划

1.精准把握需求，建立专业信任关系。通过走访和面谈，与冠阿姨建立良好的专业关系；收集冠阿姨的基本资料，主动了解她的个人信息和家庭基本情况，了解她的主要问题并明确其需求。

2.邀请冠阿姨参与糖尿病知识学习小组，与其分享糖尿病管理的"五驾马车"知识（糖尿病知识教育、饮食调整、合理运动、血糖监测、药物治疗），拓展其糖尿病管理知识，使其树立应对糖尿病的信心。

3.开展家访服务，与冠阿姨建立更紧密的关系，并帮助她缓解焦虑情绪。

4.搭建交流平台，构建社会支持系统，强化社区支持网络，在各类服务的开展中不断提升冠阿姨的自信心和成就感。

四、介入过程

（一）接案与建立专业关系，收集基本信息

目标：收集服务对象的基本资料，了解其家庭基本情况，明确其主要问题及实际需求。

在本案例中，社工通过首次面谈系统地收集了冠阿姨的基本信息，深入了解了她的个人及家庭基本情况，并明确了她的主要问题和需求。在面谈过程中，社工详细了解了冠阿姨的疾病状况、患病经历、生活环境变化、家庭成员关系、近年重大经历、心理情绪状态、社会交往情况，以及在深圳的社区融入程度和社会支持状况。

通过本次面谈，社工得知冠阿姨最关心的问题是糖尿病病情、身体健康状况（尤其是体重急剧下降）以及糖尿病可能给家庭带来的负担。为缓解冠阿姨的心理压力，社工分享了自身所知的糖尿病防治相关经验，使其对疾病有了初步的认识。同时，通过糖友分享的控制血糖经验，增强其控制血糖的信心，提升其参与糖尿病管理的积极性。

在面谈过程中，社工运用同理心、积极关注和倾听等支持技巧，使冠阿姨感受到关怀和理解，有效疏导了其情绪。因此，在首次面谈后，社工即与冠阿姨建立了初步的专业关系。

（二）聚焦焦点问题，制订服务计划，明确行动任务

目标：明确行动任务，含焦点问题、目标、服务方式、时间要求等。

在第二次面谈中，冠阿姨表达了她的主要关切，即如何将血糖数值降至达标水平，并希望学习控制糖尿病进展的知识，增强应对糖尿病的信心。社工根据糖尿病管理"五驾马车"知识，与冠阿姨一起进行了行动任

务的计划（如图 2 所示）。

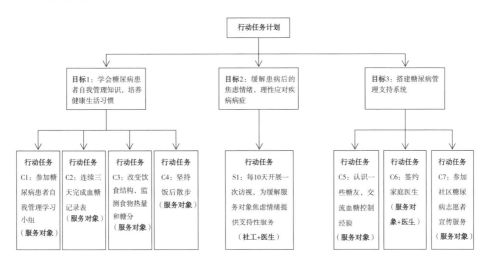

图2　行动任务计划

（三）执行关键行动任务，参加糖尿病管理学习小组，促进知识增长

目标：邀请服务对象加入糖尿病管理学习小组，提升其对糖尿病患者自我管理知识的掌握程度，树立其应对糖尿病的信心。

在前期评估的基础上，社工邀请冠阿姨参与糖尿病管理学习小组，通过"五驾马车"知识（糖尿病知识教育、饮食调整、合理运动、血糖监测、药物治疗）的系统学习，联动社康机构家庭医生制订日常生活的控糖计划。冠阿姨通过参与有临床医生细致讲解的糖尿病管理小组的学习，提升了自我管理糖尿病的积极性及应对疾病的信心与能力。

同时，为确保冠阿姨获得标准化、专业化的服务，社工赠予其《糖尿病自我管理知识手册》、糖尿病患者饮食指导、血糖监测时间表、血糖记录表、胰岛素腹部注射定位卡等，鼓励其持续学习糖尿病防治知识，进一步提升糖尿病自我管理能力。

（四）医社联动，定期访视，了解服务对象血糖管理情况，提升其自我管理信心

目标：医生和专业社工联合提供服务，定期关注服务对象的血糖管理情

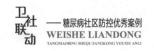

况，并为其提供针对性的指导，帮助她提升自我管理的信心。

在服务过程中，社工持续对冠阿姨进行跟进评估，了解其在糖尿病管理方面的需求变化。冠阿姨与儿子、儿媳、孙女间的融洽关系，为她提供了情感支持。同时，社工督促冠阿姨在日常生活中进行饮食处方干预，为她提供健康均衡的菜谱，指导她根据菜谱合理安排一日三餐，尽量减少高油高脂高盐食品的摄入。通过社康机构家庭医生和社工的定期家访，冠阿姨感受到来自各方的对其健康的关注，增强了她控制好血糖的信心，也使她更愿意作出积极的改变。由于冠阿姨在糖尿病管理知识方面存在局限性，需要社工与家庭医生共同监督其执行情况，并定期帮助其巩固糖尿病自我管理知识。

（五）签约家庭医生，尝试糖友交流，参与志愿服务，构建支持系统

目标：医社联合跟进控糖，搭建交流平台，增加并强化社区支持系统，提升服务对象的自信心和成就感。

冠阿姨通过前期接受糖尿病宣传并参与糖尿病患者自我管理小组学习后，开始应用学到的知识进行自我健康管理。社工建议她前往社康机构签约家庭医生，并为其提供每周一次的血糖跟进服务；同时，社工搭建"同路人"支持平台，建立线上糖友交流群，使冠阿姨日常可以在交流群内享受社工及医生提供的持续性服务，并与新结识的糖友一起交流控糖经验。在社工的鼓励下，冠阿姨积极和糖友一同参与社区的各项活动，获得更强大的情感支持。此外，她还加入社区糖尿病志愿者宣传服务队伍，并成为骨干志愿者，踊跃参加社区宣传服务活动，积极宣传糖尿病防治知识，极大地增强了自身成就感。

在服务过程中，社工联动多方资源，包括社康机构、糖友群、社区活动等，帮助冠阿姨科学有效地管理糖尿病。现在冠阿姨已经总结出适合自己的饮食及运动规律，形成了健康的生活习惯，她对糖尿病的自我管理充满信心。

五、案例评估

回顾服务的全过程，具体服务成效评估如下。

个案服务目标初步达到。通过社工及糖尿病专科医生的介入，服务对象学习了解了糖尿病防治知识，学会了自我管理，血糖通过有效控制达到平稳状态。

服务对象认知与行为层面都有了正向蜕变，从一开始缺乏糖尿病管理知识，到现在逐渐掌握糖尿病管理知识和方法，学会了科学饮食和规律运动，服务对象逐渐成为充满信心与勇气的人，能够更从容地应对糖尿病的挑战。

身体方面：服务对象最初血糖较高，随后通过学习糖尿病自我管理的知识，逐渐掌握了饮食调节与运动调节的方法，并通过应用这些方法改善了血糖情况。在此过程中还提升了自身健康意识和应对困境的能力，达到了学以致用、独立解决问题的目标。

心理方面：服务对象从最初对糖尿病典型症状出现时的手足无措、焦虑，到后来从容面对，积极乐观地应对糖尿病；从起初缺乏糖尿病管理知识、缺乏信心，到后来一步步地成长和蜕变，成为控糖的志愿者骨干。如今，她不仅自助，而且快乐地去助人，收获了朋友、信心和健康。

社交方面：服务对象最初主要依靠家人的支持，随着社工的介入，逐步搭建起一个包括医生、社工、病友、志愿者等在内的多元化社会支持网络，帮助其在蜕变的过程中获得强有力的正向支持。

六、结案

个案目标达到。社工与服务对象建立了良好的专业关系，并以服务对象的需求为视角，为其提供专业社会工作服务，包括分享糖尿病管理知识、联合糖尿病专科医生进行血糖监测、提供饮食及运动指导，以及提供心理上的安慰和情绪疏缓方面的支持。在服务过程中，社工利用优势视角，积极关注服务对象的优势与潜力，促使服务对象实现正向转变，不仅强化了服务对象的健康意识，还极大地增强了其面对生活的信心和勇气，使其能够积极面对困难并寻求对策。同时，社工在为服务对象服务的过程中，也积累了宝贵的辅导经验，实现了自身的成长与能力素质的提升。

七、专业反思

（一）充分运用同理心，用心陪伴服务对象

在个案服务过程中，社工始终秉持接纳、尊重、个别化和非评判的专业价值观，陪伴服务对象共同面对困难，为其提供专业帮助。

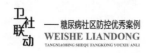

（二）发挥社会支持系统优势，多方联动、突破传统个案服务方式

社工作为资源链接者，致力于充分动员和整合社区各类资源，为有需求的个人或群体提供更有效的服务。在本案例中，社工以任务中心、社会支持、多方联动为行动框架，打破传统的个案跟进方式，聚焦于主体服务，通过联动社康机构、专业医生、糖友、社区志愿者等构建社区资源平台，各方在平台上各司其职、各尽其力，实实在在地解决服务对象的问题。

（三）医社联合，为服务对象提供强有力的专业支持

在本案例中，医社联合跟进服务对象的血糖管理，为其提供专业的饮食、运动等指导，以实现科学控糖。在此过程中，社工进一步强化了糖尿病管理方面的知识。同时，社工与医生之间的合作促进了医社之间的沟通与交流，为提供更优质的服务奠定了基础。

（四）依托家庭资源自我强化，联动多方资源精准服务

服务对象是自我改变的主体，其家庭自有资源网络的支持对其自我功能的强化至关重要，能够增强服务对象面对风险时的韧性与信心。另外，通过多方联动，充分挖掘和利用社区组织和各方资源，拓展服务对象家庭社会支持网络，促进资源有效配置，助力完善社区服务体系，从而精准回应服务需求。

（五）重视优势视角的运用，为服务对象赋权

社工运用优势视角，积极关注服务对象的优势与潜力，促使其实现从焦虑到掌握健康管理知识的正向转变。通过社工的服务和服务对象自身的努力，服务对象从被动的"接受者"到成为社区糖尿病防治知识宣传志愿者骨干，积极"输出"经验，极大地提升了服务对象自我管理糖尿病的信心和个人成就感，践行了"助人自助"的宗旨。

在服务后期，社工依然定期为服务对象测量血压、血糖，关注服务对象的身体与生活状况。同时，社工继续邀请服务对象参与社区的多种活动，鼓励她以乐观积极的态度去影响更多的人。

督导评语（向琴）

在本案中，通过医社联合的方式，为服务对象提供了专业的医疗支持和科学的控糖指导，有效提升了服务对象的健康意识和自我管理能力。同时，社工还关注到服务对象的心理需求和社交需求，通过提供心理支持和社交支持，帮助服务对象建立更加健康、积极的生活态度。在服务过程中，社工运用了优势视角，积极关注服务对象的优势和潜力，通过激发服务对象的内在动力和自我效能感，实现服务对象的正向转变和自我成长。这种以服务对象为主体的服务方式，不仅提升了服务对象的自信心和成就感，也为社区糖尿病管理工作提供了新的思路和方向。

抽丝剥茧　重塑信心

——糖尿病患者自我管理能力提升服务案例

林　毅　谢杨梅　张晓辉 [①]

一、案例背景

（一）基本资料

吴某，女，69岁，丧偶，独居。

（二）个案背景资料

服务对象吴某患2型糖尿病6年，合并患有2级高血压、冠状动脉粥样硬化性心脏病、甲状腺功能亢进症、肺部恶性肿瘤。2022年7月，吴某因身体不适前往医院就诊，经检查被确诊为肺部恶性肿瘤，专家会诊后立即安排吴某进行手术治疗。术后，吴某身体急速变差，因腰椎问题半瘫痪在床3个月左右，只能请护工照顾饮食起居。同年10月，吴某病情有所好转，逐渐恢复行走能力和生活自理能力。但受手术后遗症及多种疾病的影响，吴某心情变得极差，有时发脾气不愿吃药，严重影响了身体恢复，血糖有时达到餐前14mmol/L的高值。

吴某育有三子并均已成家，其中二儿子、小儿子经常回来探望吴某，大儿子和吴某没有多少联系。

吴某的主要经济来源是年轻时攒下的积蓄以及一套房子的租金，二儿子

① 林毅，深圳市社福社会工作督导与评测发展中心初级督导；谢杨梅，时任深圳市宝安区汇美社会工作服务中心社工；张晓辉，深圳市宝安区中心医院福中福社区健康服务中心全科医生。

和小儿子有时会给予一些补助。然而，由于手术费用以及长期的药品开支，吴某亦面临着较大的经济压力。

二、问题分析

（一）服务对象的问题

1. 因为疾病产生巨大的身心压力

根据"身－心－社"模式，社工通过与服务对象及其家庭成员的访谈评估，全面了解服务对象在身体、心理和社会层面上的需求。服务对象不仅患有多种慢性疾病，还经历了肺部恶性肿瘤术后治疗和康复过程，疾病控制效果不佳，这给服务对象带来了身体和心理上的压力。

2. 糖尿病控制不良，血糖不稳定

服务对象在饮食和药物摄入方面不规律，导致其血糖水平极不稳定，情况非常糟糕。此外，服务对象及其家人对糖尿病知识缺乏足够的了解，未能正确认识到血糖控制不良可能带来严重的并发症，因此没有给予足够的重视。

3. 缺乏家庭照护

服务对象独居，由于她在日常生活中缺乏一定的自我照料能力，导致饮食管理和药物治疗存在一定困难，需要其家人的参与和介入，以提升服务对象对抗疾病的勇气和信心。

（二）服务对象的需要

1. 缓解身心压力

社工需要给予支持，缓解服务对象身心压力。

2. 提升糖尿病自我管理能力

社工需要提供专业的糖尿病管理知识和技能指导，让服务对象了解糖尿病患者自我管理的重要性，并学会合理饮食、规律运动和正确用药，以提高自我管理能力，保持血糖平稳。

3. 较好的家庭照护

社工需要与服务对象的家人进行沟通，共同制订家庭照护计划，确保服务对象得到充分的照顾和支持。

三、服务计划

（一）服务目标

1. 通过提供专业的疾病管理知识和技能指导，帮助服务对象掌握糖尿病患者自我管理的方法和技巧，达到血糖控制目标。

2. 运用专业的评估工具，全面了解服务对象的身心状况和需求，有针对性地提供支持和干预服务，缓解其身心压力。

3. 与服务对象的家庭成员合作，建立家庭照护网络，提供相关的培训和指导，确保服务对象得到全面的照顾和支持。

（二）服务策略

1. 专业介入和辅导：运用社会工作技巧和专业知识，与服务对象建立信任关系，提供个性化的疾病管理方案，帮助其制订合理的饮食控制和运动计划，教授其正确的药物使用方法和血糖监测方法。

2. 心理支持和情绪管理：通过使用焦虑抑郁评估量表等工具，评估服务对象的情绪状态，提供情绪宣泄和心理支持服务，帮助其缓解因疾病带来的情绪压力，培养积极的心态和制定应对策略。

3. 宣传和教育：提供糖尿病相关知识的宣传和教育，包括疾病的发生原因、病程进展及潜在并发症等，帮助服务对象了解疾病的严重性和自我管理的必要性，增强服务对象的疾病自我管理意识和动力。

4. 家庭支持和协作：与服务对象的家庭成员合作，明确各自的角色和责任，提供家庭照护的培训和指导，加强服务对象的家庭成员对服务对象的支持和协助，共同营造良好的照护环境。

四、介入过程

（一）第一次个案跟进服务情况

在探访中，社工首先进行自我介绍，并说明本次探访的目的，随后对服务对象进行诚挚的问候。社工详细了解服务对象身体状况，每天所需服用的药物种类与数量，以及目前的心理感受。在服务对象倾诉的过程中，社工运用有效的沟通和倾听技巧，如关注、倾听和同理，获得服务对象的信任，双方建立起初步的专业关系。

社工使用焦虑抑郁评估量表和糖尿病患者自我管理能力量表对服务对象进行情绪评估和糖尿病患者自我管理能力评估后,与服务对象共同商讨介入计划和方法。

在访谈过程中,社工向服务对象澄清了自己的角色定位和能够提供的服务,并邀请服务对象参加糖尿病患者自我管理小组,以进一步提升其糖尿病自我管理能力。

与服务对象访谈结束后,社工与服务对象的小儿子进行了电话联系,向他详细介绍了服务对象的整体生活状况和病情,希望他多关注和帮助母亲,让她尽快从悲观的情绪中走出来。服务对象的小儿子表示愿意配合,非常希望母亲能恢复正常生活。

(二)第二次个案跟进服务情况

在访谈中,社工了解到服务对象除了患有糖尿病,还有其他多种疾病,她对自己的未来感到绝望,认为这些疾病无法治愈,需要长期依赖药物。面对这种情况,社工与服务对象共同制订了辅导计划,旨在帮助她积极面对生活,提高自我管理能力。服务对象表示非常愿意接受后续的服务。

社工通过转移注意力的方式安抚服务对象,并与其回忆过去的美好时光以及子女对她的关心和付出,肯定了服务对象的价值,为服务对象注入希望,使服务对象的情绪逐渐平稳下来。社工向服务对象强调良好的心态对疾病控制的重要性,并建议她保持愉快的心情,适当运动,并控制饮食。

(三)第三次个案跟进服务情况

社工了解服务对象近期的病情和血糖情况。服务对象表示,她近期一直在家中,未外出,食物和用品都由小儿子负责购买。她自称感觉身体状况良好,但不愿与人接触,除了每天上午下楼做核酸检测,其余时间均在家度过。

社工建议服务对象要注意控制饮食,尤其控制主食和油脂的摄入,同时鼓励她养成监测血糖的习惯,以便更好地管理自己的健康状况。社工邀请服务对象参加社区的糖尿病患者自我管理小组,服务对象表示目前精神状态不佳,不愿出门,但对社工的关心表示感谢。

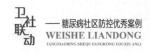
（四）第四次个案跟进服务情况

社工带着健康爱心包前往服务对象家中，服务对象非常热情地欢迎社工的到来。社工了解到服务对象近期病情和生活态度的改变，并在交谈中明显感受到服务对象的心情比之前愉悦。

服务对象告诉社工，她的身体状况逐渐好转，整体感觉良好，血糖控制在 8mmol/L 至 10mmol/L 之间。她表示降糖药物已经吃完，计划本月底到医院进行检查。

在沟通中，社工再次运用"90 秒 4 问题询问法"进行情绪评估，以了解服务对象情绪的变化。服务对象表示，自上个月中旬以来，她几乎不再外出，小儿子会来家帮她煎中药和做饭，偶尔还会和她一起吃完午饭再离开。目前，她的身体状况逐渐好转，预计经过一段时间的休养，能恢复到以前的状态。

从服务对象愉悦的表情中，社工感受到她内心的积极变化，并对此给予了肯定。随后，社工告知她个案服务结束，并表示如果有任何需要，她可以随时到社区找社工寻求帮助。服务对象表示非常感谢社工这几个月的帮助，因为社工的介入，她收获颇丰，生活态度也发生了积极的改变。

五、案例评估

通过使用个案评估量表、糖尿病患者自我管理能力量表以及焦虑抑郁评估量表进行评估，可以得出以下评估结果。

（一）疾病管理

在服务过程中，通过提供专业的疾病管理知识和技能培训，服务对象掌握了糖尿病自我管理的方法和技巧。服务对象学会了科学饮食、规律运动和药物使用方法，有效控制了血糖水平。服务对象的血糖控制在理想范围内，餐前血糖控制在 8mmol/L 左右（注：老年糖尿病患者血糖控制目标适当放宽，对于健康状态综合评估中等的患者可放宽至空腹或餐前血糖 8.3mmol/L 以下为控制达标），显示了其良好的自我管理能力。

（二）心理支持

社工运用焦虑抑郁评估量表对服务对象的情绪状态进行深入评估，并有针对性地运用情绪管理技巧进行干预。在此过程中，社工不断为服务对象注入希望，帮助她逐渐从绝望和消极的情绪中解脱出来。服务对象展现出更积极的心态，对未来充满自信，应对疾病的能力也得到提升，身心压力得到有效释放。

（三）家庭照护

通过与服务对象家庭成员的合作，建立了全面的家庭照护网络。服务对象的家庭成员参与对服务对象的照料，共同制订了家庭照护计划，并明确了各自的责任和任务。这种全方位的家庭照护的参与和支持，为服务对象提供了坚实后盾，增强了她对抗疾病的信心和勇气。

（四）效果评估

通过评估工具的使用和服务对象的反馈，社工确认整体服务效果良好，既定目标已达到。服务对象对社工的专业服务表示了认可和感激，她在疾病管理方面取得了显著进步，身心状况得到改善。同时，其家庭成员也对社工的介入和支持表示满意，并认为服务对象得到了全面的照顾和支持。

综上所述，通过社工的专业介入和服务，服务对象在疾病管理、心理支持和家庭照护方面取得了显著进展，这些进展不仅提高了服务对象的自我管理能力和生活质量，也增强了她应对疾病的能力和信心。同时，通过与服务对象家庭成员的合作，建立了全面的家庭照护支持网络，为服务对象提供了持续的照顾和支持。以上改变证明了社工在糖尿病管理和家庭照护中的重要作用，为社会工作在糖尿病防治领域的发展提供了实践经验。

六、结案

通过社工的专业介入和服务，服务对象的自我管理能力得到提高，身心状况得到改善，并且建立了全面的家庭照护支持网络，为服务对象提供持续的照顾和支持。根据结案评估结果，服务对象已经达到预定的服务目标。社工与服务对象进行了结案讨论，确认了结案的决定，并向服务对象告知后续在需要时如何获得服务，以确保她能够继续保持良好的疾病管理和生活质量。

七、专业反思

（一）个案评估：在介入过程中，评估不仅仅关注服务对象的身体状况、心理状态、家庭环境和社会支持等方面的因素，还应链接专业医疗团队，对复杂的疾病进行系统、全面的评估，以便更好地了解服务对象的需要和问题，制订更具针对性的服务计划和干预措施。

（二）在介入过程中，更加注重服务对象的个性化需求，根据其特定情况制订更具针对性的疾病管理计划和支持措施。

（三）在评估和干预中，应更加细致地关注服务对象的心理状态和情绪变化，以提供更有效的心理支持和干预。

（四）专业知识更新：社工需要不断学习跨领域的知识和技术，以便满足服务对象多种多样的需求。在服务过程中，可能会遇到新的挑战和问题，可以通过参加专业培训来拓宽视野，提高专业水平，为服务对象提供更有效的支持。

（五）跨学科合作：社工在服务过程中常常需要与其他专业人员进行跨学科的合作，例如本案中的全科医生、专科医生等。应加强与其他专业人员的沟通和协作，建立良好的合作关系，共同制订综合性的服务计划和干预策略。通过跨学科合作，我们能够获得更全面的信息和专业意见，提供更全面的支持和服务。

（六）在与服务对象家庭成员的合作中，我们应更加注重沟通和协调，明确各方的责任和角色，确保家庭照护的持续性和有效性。

督导评语（谭轲）

在以糖尿病为代表的慢性病患者数量逐年上升的大背景下，由社工介入患者日常自我管理的个案尤为重要，此举既能弥补医疗系统的不足，又能从身、心、社、灵的不同维度提升糖尿病患者的治疗信心，对于糖尿病的预防、治疗和延缓并发症发生、发展等方面都有明显的助力。

本案例充分展示了社工在慢性疾病管理中的专业能力和全面服务的重要性。社工通过与服务对象及其家庭成员的深入沟通和合作，准确评估了服务对象的身心压力和疾病管理需求。运用专业的社会工作技巧，如情绪评估、信息提供和倾听等，帮助服务对象建立了稳固的专业关系，并制订了个性化的服务计划。社工不仅提供了疾病管理知识和技能培训，还通过鼓励患者进行自我管理并促进家庭照护的参与，提升了服务对象的自我管理能力和生活质量。未来可继续在疾病管理和健康领域进行探索，形成跨专业个案管理的流程和方法，探索"医＋社"介入慢性病管理的有效模式。

医社联合　科学控糖

——"全人健康"发展模式在糖尿病患者自我管理个案中的应用

杨　雁　林莲英　谢荣迪 [①]

一、案例背景

（一）基本资料

阿香，女，22岁。

（二）个案背景资料

1. 接案原因

服务对象是新确诊的糖尿病患者，存在糖尿病知识、科学管理疾病、血糖控制技巧以及接纳患病事实等方面的需求，由糖尿病专科医生转介给社工跟进管理。

2. 健康情况

服务对象在入职体检中发现血糖异常升高，后经某综合医院进一步检查被确诊为2型糖尿病患者，但无糖尿病典型症状或慢性并发症。服务对象体质指数（BMI）为17.2kg/m²，体重过轻。入院时，糖化血红蛋白为12.3%，末梢血空腹血糖为11.3mmol/L，显示血糖过高。住院期间，服务对象接受了胰岛素方案治疗。

① 杨雁，深圳市龙岗区春暖社工服务中心社工；林莲英，深圳市社福社会工作督导与评测发展中心医务总督导；谢荣迪，深圳市龙岗区第三人民医院内分泌科主任医师。

3. 生活习惯

服务对象自述，近两年她的食量增大，喜甜食，且缺乏运动。

4. 经济状况

服务对象购有深圳社保，其父母在深圳购有房产，兄弟姐妹均为白领，目前无医疗经济压力。

5. 社会支持

服务对象与家人一同在深圳市居住，家庭环境可满足糖尿病饮食控制多样化及清淡饮食的需求，且家属能够提供心理上的支持。

6. 情绪状况

服务对象被确诊患有糖尿病后，感到非常震惊并难以接受这一事实。由于她缺乏糖尿病相关知识，不知道如何应对疾病，对未来生活充满担忧，并产生焦虑情绪。

7. 服务对象优势

服务对象大学本科毕业，拥有较强的逻辑思维能力、表达能力和学习能力，对糖尿病自我管理积极性高，且其工作性质灵活自主，有利于她出院后进行饮食和运动的控制。

二、问题分析

（一）问题与需求分析

通过与服务对象面谈，初步建立关系，了解到服务对象存在以下问题与需求：一是服务对象首次被确诊患有糖尿病，对糖尿病相关知识缺乏了解，因此有学习糖尿病治疗知识的需求；二是服务对象对突如其来的糖尿病诊断毫无心理准备，对疾病的自我管理不了解，这导致她缺乏应对、适应慢性疾病生活的信心，进而产生焦虑情绪；三是虽然服务对象被确诊后需运用相关知识进行糖尿病自我管理，但因患病时间短，尚未适应疾病状态，且受疫情和工作的影响，不便频繁就诊。

（二）干预理论分析

"全人健康"发展模式关注患者的身、心、社、灵全方位的需求。在"全人健康"发展模式下，社工对糖尿病患者的支持呈现多维度特点。在身体方面，社工主要与医护人员一起通过血糖监测、用药以及监督患者严格遵循医嘱等方式，协助糖尿病患者管理疾病；在心理方面，社工主要通过宣教改变糖尿病患者的认知，从而提升其控糖依从性，并对控糖心理动力不足的糖尿病患者采取心理干预的方法，激发其控糖积极性；在社交方面，社工主要协助糖尿病患者挖掘来自不同层面的资源，包括来自社工、医护人员、糖友、医院、家庭支持以及国家慢性病政策等；在灵性方面，社工通过倾听、陪伴和支持，关注糖尿病患者对生命价值和意义的想法，促使患者意识到疾病是一把"双刃剑"，在应对疾病的同时，亦能磨炼自己，同时拉近其与亲人之间的关系，更好地提升生命质量。

三、服务计划

（一）服务目标

总目标：通过为服务对象提供身、心、社、灵方面的专业服务，协助其学习糖尿病自我管理相关知识，进而提升其对糖尿病的认知，帮助其尽快适应作为糖尿病患者的生活，并增强其面对未来生活的信心。

具体目标：

1.身体方面：在服务对象住院期间，社工向其分享糖尿病管理知识，提高其疾病知识掌握程度，进而增强其管理疾病的能力与信心。待服务对象出院后，社工协助其做好糖尿病自我管理，并跟踪其糖尿病自我管理情况。

2.心理方面：社工协助服务对象正确面对突然被确诊为糖尿病带来的冲击，帮助其缓解焦虑情绪及压力，引导其学会理性应对、接纳糖尿病。

3.社交方面：扩大服务对象的社会支持网络，挖掘其家庭、糖友等非正式社会支持网络，搭建社工、医生、医院等正式社会支持网络。通过联合这些支持网络，为服务对象提供有力的糖尿病管理支持。

4.灵性方面：协助服务对象正确认识疾病，在应对疾病的同时磨炼自己，促进成长，密切其与亲人之间的关系。

（二）服务策略

1.与服务对象分享糖尿病管理"五驾马车"知识（糖尿病知识教育、饮食调整、合理运动、血糖监测、药物治疗），提升其对糖尿病管理知识的认知，使其树立应对糖尿病的信心；关注其在院及出院后的血糖控制情况，鼓励其坚持科学控制血糖。

2. 关注服务对象的病情及心理状况，以诚恳的态度与其一同分析当前面临的困难，商讨应对疾病的办法。

3. 为服务对象挖掘家庭、糖友等非正式社会支持网络，并搭建起社工、糖尿病专科医生、医院等正式支持网络。同时，社工联合糖尿病专科医生为服务对象提供跟进服务。服务对象出院后，为其提供专业的饮食、运动等方面的指导，促使其尽快适应作为糖尿病患者的生活。

4. 在服务过程中，社工提供倾听、陪伴和支持，了解服务对象生活中最重要和最有价值的事情，协助其挖掘生命价值和意义。

四、介入过程

（一）第一阶段

目标：收集资料，评估问题，建立关系。

社工了解到，服务对象在入职体检时发现血糖异常升高，经住院诊断后被确诊患上了 2 型糖尿病。由于服务对象年轻、无糖尿病典型症状、无家族史、身体消瘦，且对患病风险认识不足，因此在被确诊后感到十分震惊，心理上难以接受，并且由于不了解糖尿病相关知识，对于如何应对糖尿病感到手足无措。社工与服务对象分享当前糖尿病在年轻人中的发病趋势，以此缓解其心理压力；介绍糖尿病的有效治疗与管理方法，引导服务对象认同"糖尿病可防可治不可怕"的观点，稳定其情绪。同时，分享糖友的控糖经验来增强服务对象应对糖尿病的信心，提高其进行糖尿病自我管理的积极性。社工运用同理心、积极关注、倾听等支持技巧，让服务对象感受到被关怀和理解，与其建立起良好的专业关系。

（二）第二阶段

目标：增能赋权，分享糖尿病"五驾马车"知识，制订控糖计划。

在初步评估的基础上，社工鼓励服务对象在住院期间积极配合医护人员控制血糖，并与其分享糖尿病自我管理"五驾马车"知识和其他糖友的控糖经验，重点讲解了糖尿病饮食控制及运动控制相关知识，协助其学习并制定符合自身情况的健康食谱的技能。社工还和服务对象一起制订出院后的控糖计划，讲解出院后监测血糖的时间、频率，学习如何用"家庭作业"表格记录血糖数据及每天的饮食、运动、用药情况等，提高服务对象出院后管理糖尿病的积极性和依从性。

同时，社工着眼于服务对象文化程度高、学习能力强的优势，表扬其学习糖尿病管理知识的速度快、管理糖尿病的积极性高且依从性好，表示相信其能很好地控制血糖，以此增强服务对象适应糖尿病患者生活的信心。

为了给服务对象提供专业化、标准化的服务，社工精心准备了《糖尿病自我管理知识手册》、糖尿病患者饮食指导、血糖监测时间表、血糖记录表、胰岛素腹部注射定位卡等，让其持续学习并逐步规范糖尿病自我管理行为。此外，还协助服务对象从困境中走出来，使其成为问题的解决者和行动者。

（三）第三阶段

目标：搭建社会支持网络，持续提升服务对象管理糖尿病的信心。

社工了解到服务对象与家人同住，这能满足其饮食均衡及清淡的需求，并且家人能提供情绪疏导，有效缓解其因患病带来的压力。此外，服务对象工作相对灵活，运动条件充足，并购有深圳社保，出院后可到社康机构建立糖尿病健康管理档案，享受政府提供的慢性病惠民政策及健康管理服务。社工与医院的糖尿病专科医生紧密合作，共同为其提供出院后专业化的血糖跟进服务。同时，社工搭建起"同路人"支持平台，邀请其加入糖友交流群，使其在疾病管理期间能够享受社工及医生在社群提供的持续性服务，并与糖友交流控糖经验。社工鼓励服务对象出院后利用家庭、工作、社会保障、社工、专科医生、社康机构、糖友等资源优势，严格控制血糖，持续提升管理糖尿病的信心。

（四）第四阶段

目标：医社联合，跟进控糖，促使服务对象适应糖尿病。

服务对象在住院期间成功控制血糖至平稳后出院，并开始糖尿病的自我管理。社工联合医院的糖尿病专科医生，按计划为服务对象提供血糖跟进服

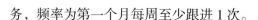

务，频率为第一个月每周至少跟进 1 次。

服务对象在家人的支持下，进行糖尿病患者的健康饮食，并且坚持每天做"家庭作业"（监测并记录血糖、饮食及运动情况）。糖尿病专科医生和社工根据服务对象记录的数据有针对性地提供饮食和运动指导，糖尿病专科医生亦会根据血糖等情况作出是否调整用药方案的决定。

出院后第一个星期，服务对象根据医嘱调整药物剂量，后两周血糖维持在较平稳的状态。但此后两周时间，由于居住地因新冠疫情被管控，服务对象在饮食和运动上难以按计划执行，导致血糖虽在正常范围内但出现了较大的波动，引发服务对象的焦虑情绪。专科医生与社工及时鼓励服务对象，告知其整体控制效果较好，血糖偶有波动属正常现象，并强调继续坚持健康饮食和运动的重要性。医生鼓励服务对象继续记录饮食和运动数据，以便从中总结出适合其自身的饮食及运动规律。社工也一直肯定服务对象的积极性及依从性，相信其能控制好血糖。同时，社工鼓励服务对象积极参与糖友群的交流，糖友志愿者热心与服务对象分享控糖知识，对服务对象形成了正向的行为影响。

经过近三个月的持续跟进，服务对象的血糖达到了目标值。在此期间，服务对象已经能根据自己的血糖记录表分析血糖与饮食、运动的规律，并且适应了糖尿病管理的生活习惯，后续不再需要社工跟进。服务对象出院三个月后去医院复查，糖化血红蛋白为 7.0%。社工与医生对服务对象的努力和成果给予了充分的肯定，鼓励她继续保持并进一步优化自我管理。

服务对象表示，通过糖尿病管理的经历，自己已经能够正确面对疾病，并从中获得了成长。这一经历不但提升了她的健康意识，还磨炼了她的意志，增强了她面对生活的信心和勇气。在与家人共同面对疾病的过程中，她从家人那里获得了饮食、心理方面的支持，这不仅进一步密切了其与家人的关系，也让她更加懂得亲情的珍贵。

五、案例评估

在服务结案时，社工采取"目标达成尺度法"和"受助人调查法"两种方法对本案例的成效进行全面评估。

（一）目标达成尺度法评估

社工根据服务计划中设定的各项目标，逐一核对目标的达成情况，以评估整体服务成效。

在本案例中，社工及糖尿病专科医生的介入，让服务对象在认知与行为层面都有了正向蜕变。服务对象从刚开始的饮食单一、不爱运动，逐渐形成科学饮食、规律运动的良好习惯；从刚开始的缺乏糖尿病管理知识，逐渐成为掌握糖尿病管理知识和方法、充满信心与勇气的行动者。具体体现如下。

从身体方面来看，服务对象从最初血糖不稳定，对糖尿病应对方法知之甚少，到逐渐掌握糖尿病自我管理"五驾马车"知识，成功运用饮食控制、运动控制、血糖监测、遵医嘱用药等方法，实现了血糖的稳定。其糖化血红蛋白从住院时的12.3%下降至7.0%，还提升了自身健康意识和应对困境的能力，达到了适应糖尿病生活的目标。

从心理方面来看，服务对象经历了从最初的无助、焦虑到逐步接纳患病事实，展现出积极乐观的应对态度；从一开始对糖尿病管理缺乏信心，到后来逐步成长为充满信心的糖尿病自我管理的行动者。

从社交方面来看，服务对象患病初期主要依赖于家人的支持，社工为服务对象逐步搭建起包括社工、专科医生、糖友志愿者等强有力的社会支持网络，助力其在患病的过程中获得积极的支持。

从灵性方面来看，服务对象从开始不接受到逐渐接纳患病事实。在实践糖尿病自我管理的过程中，不断强化健康意识，增强面对生活困难的信心和勇气，拉近与亲人之间的关系，生活质量也得到了显著提高。

根据上述对比，明确判断四项服务目标已全部达到，本案效果显著。

（二）受助人调查法评估

社工通过观察服务对象的转变，并结合访谈深入了解服务对象的真实感受，进而综合判断服务成效。

在服务过程中，社工了解到服务对象面临多重困难，包括对糖尿病知识不了解、不知道如何管理糖尿病、不接纳患病事实、情绪焦虑等问题。社工运用倾听、同理心、接纳、鼓励、支持等技巧，不断引导服务对象从消极焦虑的情绪中走出，逐步转变为积极乐观的态度。在此过程中，社工观察到服

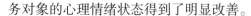

务对象的心理情绪状态得到了明显改善。

在服务初期的访谈中，服务对象对被确诊患上糖尿病的感受是"震惊""害怕""有压力""不知道怎样控制好血糖"。在服务中期，服务对象在面对疾病时表现为"没有那么害怕了""经过你的讲解，我学习到了一些糖尿病知识""出院后要好好控制"等，充分说明服务对象发生了正向转变。在服务后期，服务对象的表述更加积极乐观和充满信心，表现为"我的糖尿病症状得到很大的缓解""我掌握了控制血糖的方法""虽然糖尿病管理是一件麻烦事，但我不再害怕，而是理性对待""通过糖尿病管理，我更加关注自己的健康"等。

综合社工的观察和感受，以及服务对象的客观评价与积极表现，可以得出结论：本次服务对服务对象具有明显的帮助，有效促成服务对象的正向转变。服务对象在总结自己的变化和收获时，充分肯定了社工的服务成效，还为社工写来了感谢信。

（三）社工自评

社工以真诚为名片，与服务对象建立了专业关系；以服务对象需求为视角，提供精准有效的专业社会工作服务；利用优势视角，积极关注服务对象的优势与潜力，不断给予肯定和鼓励，帮助其提升控糖信心、积极面对困难并寻求对策。社工在陪伴服务对象成长的过程中，也积累了丰富的辅导经验，实现了自身的成长与能力素质的提升。

六、结案

经过本案服务，服务对象掌握了糖尿病自我管理的知识和方法，并总结出适合自己的饮食与运动方法。目前，服务对象能较好地适应糖尿病生活，血糖水平整体趋于平稳，糖化血红蛋白业已达标。鉴于服务目标已达到，社工与服务对象商议后决定结案，并表示后续会定期回访，在服务对象有需要时提供及时的服务。

七、专业反思

社工在本案例中扮演了多种角色：服务提供者、倡导者、支持者、协调者、使能者和资源整合者等。在本案例中，社工有几点体会。

第一，建立专业关系，真诚是最好的名片。社工凭借专业知识，敏锐地评估了服务对象的迫切需求，并在持续的服务中与其一起探寻控糖的方法。通过真诚、接纳、同理心、鼓励等技巧取得服务对象的信任并建立良好的专业关系。通过分享糖尿病管理知识及"同路人"的控糖经验，提升服务对象管理糖尿病的能力和信心。同时，联合糖尿病专科医生为服务对象提供饮食、运动方面的指导，提升其控糖信心及依从性。

第二，服务对象是行动的主体。在本案例中，服务对象具有坚定的控糖决心，对健康指导意见依从性高，能积极主动地去解决问题。在服务过程中，社工一直鼓励、肯定服务对象的控糖效果及积极性，进一步强化其控糖决心，使其成为糖尿病自我管理的行动者。

第三，医生—社工—志愿者联合的服务模式具有可复制性与创新性。在本案例中，社工与医生联合跟进服务对象的血糖状况，并提供专业的饮食和运动指导，确保服务对象科学控糖。同时，糖友志愿者提供"同路人"支持，提升了服务对象的控糖信心，对服务对象形成正向的行为影响。在服务过程中，社工为服务对象搭建了一个从微观至中观及宏观的强有力的社会支持网络，提升了服务对象的控糖信心及依从性。

督导评语（刘燕）

本案例的介入过程充分体现了社工在慢性病服务管理过程中的作用。社工围绕"全人健康"理念，从疾病管理系统出发，围绕服务对象在疾病适应过程中客观存在的疾病知识、疾病认知、应对心理及社会支持薄弱等问题给予了全面评估，并紧紧围绕"科学管理"的理念，从身、心、社、灵等方面在不同阶段给予专业化的服务支持。在这个过程中，社工善于挖掘服务对象的优势，通过增能不断提升服务对象应对疾病的信心和能力，同时充分发挥医生、社工和志愿者跨专业团队力量在服务对象疾病管理中的助力作用，最终促成服务对象科学地管理疾病，同时获得了更好应对疾病的信心和能力。

"控糖达人"养成记

——社会支持理论在糖尿病患者自我管理个案中的应用

杨　雁　谢荣迪　刘　燕　梁蕴锐[①]

一、案例背景

（一）基本资料

英姐，女，73岁。

（二）个案背景资料

1. 接案原因

服务对象是一位已被确诊17年的2型糖尿病患者，因血糖控制不稳定反复住院，最近因餐后血糖不稳定再次入院治疗。服务对象存在对糖尿病知识了解片面、不掌握控制血糖的方法、餐后血糖不达标、情绪焦虑等问题。

2. 健康情况

服务对象患糖尿病已17年，采用口服降糖药进行治疗，但因血糖控制不佳多次住院。服务对象餐后血糖一般维持在11.0～14.0mmol/L的较高水平，有时达到17.0mmol/L，而且还面临着肾功能肌酐高于临界值、血钾稍高、便秘等健康问题。入院时精神状态良好，生活可自理。

---

① 杨雁，深圳市龙岗区春暖社工服务中心社工；谢荣迪，深圳市龙岗区第三人民医院内分泌科主任医师；刘燕，深圳市龙岗区春暖社工服务中心督导；梁蕴锐，深圳市龙岗区春暖社工服务中心督导。

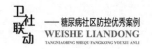

3. 行为表现

服务对象饮食习惯不良,特别喜欢吃油腻及绵软食物,爱喝粥,不爱吃瘦肉、鱼及青菜;生活作息不规律;逻辑思维清晰,理解能力强,表达能力佳;喜爱打太极、八段锦等运动;喜欢新事物,热衷于社会活动,但有时因忙于参与社会活动而忘记测血糖。

4. 经济状况

服务对象购有新农合医疗保险,且其儿子、女儿均在深圳做生意,自述经济状况良好,因此在糖尿病治疗方面无经济压力。

5. 情绪状况

服务对象性格开朗乐观,但因未能有效掌握控制血糖的方法,导致血糖控制不稳定,情绪有时焦虑。

6. 社会支持

服务对象的社会生态系统如图1所示。图中的大圆圈内是服务对象的家庭系统,主要是其丈夫及子女;外围是服务对象及其家庭所处的社会环境,包括围绕着服务对象及其家庭的不同社会系统,这些系统与服务对象及其家庭相互作用、相互影响,构成了服务对象及其家庭的社会生态系统。

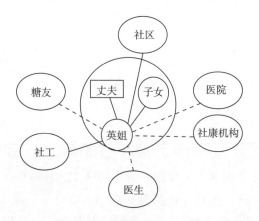

图1 服务对象的社会生态系统

在社会关系强弱方面,服务对象与丈夫、子女、社区、社工保持着强关系。在家庭系统中,服务对象平时与丈夫同住,丈夫照顾其饮食起居,并且大力支持服务对象参与社会活动。服务对象的子女都很关注服务对象的心理需求及身体健康,但对其饮食管理并不严格。服务对象来自家庭的支持比较强，但在家庭中缺乏有效的糖尿病管理监督。因常参与社会活动，服务对象与社区关系亦很密切，但在社区中缺乏与糖友的交流。服务对象与社工为强关系，社工可为其提供生理、心理、社会等从微观、中观至宏观各层面的服务。服务对象与医院、社康机构、医生、糖友是弱关系，服务对象在医院、社康机构的糖尿病复诊不规律，与医生无密切联系；虽已加入糖友交流群，但与糖友无交流，缺乏同伴之间的支持。

二、问题分析

（一）问题与需求分析

1.学习管理糖尿病知识的需求

服务对象对糖尿病的认知较为片面，缺乏饮食控制方面的知识以及监测血糖的要求与方法。

2.缓解面对糖尿病心理压力的需求

服务对象因血糖控制不佳导致反复住院，进而引发焦虑情绪，需要社工给予情绪支持，帮助其更好地面对糖尿病以及适应糖尿病给生活带来的影响。

3.糖尿病自我管理的需求

服务对象出院后需运用糖尿病相关知识做好糖尿病自我管理，但出院后可能尚未适应正确的糖尿病自我管理生活方式，新冠疫情等原因也让其不便频繁去医院就诊。为协助服务对象尽早控制好血糖，社工与其达成服务协议，将为其提供出院后的血糖跟进服务。

4.扩大社会支持网络的需求

服务对象虽然与家庭成员、社区关系密切，但无法在这些关系中获得糖尿病管理方面的支持，同时与医院、社康机构、医生、糖友间的联系较弱，需社工为其扩大社会支持网络。

（二）案例介入理论

1.社会支持理论的问题分析

社会支持理论认为人无法独立于社会而存在，人类生存需要与人共同合作以及依赖他人协助，人类生命发展历程都会出现一些可预期和不可预期的变故，当生活出现变故时，需要一定的资源以应对问题。

在本案例中，从微观、中观、宏观三个层面对服务对象的社会支持网络进行分析可知：在微观层面，服务对象对糖尿病认知片面，虽然思想上控糖积极性高，但行为上依从性较差，同时面对控制糖尿病有心理压力，情绪有时焦虑。在中观层面，虽然服务对象的家庭在心理及生理健康上能够为服务对象提供关注，但对控糖知识不了解；服务对象与社区关系密切，但缺少糖友的支持；在医院的糖尿病复诊不规律，与医生无密切联系。在宏观层面，虽然在慢性病优惠政策的支持下，社康机构能提供慢性病服务，但服务对象不了解相关政策，与社康机构医护人员的联系不紧密。

所以，为服务对象搭建一个强有力的支持系统，提升其对糖尿病的认知和治疗依从性，增强其自我效能感，为其提供生命意义与价值等无形支持，以及链接多元资源等有形支持，是社工需要完成的工作。

2. 优势视角理论的问题分析

优势视角理论认为每个个人、团体、家庭和社区都有优势，创伤和虐待、疾病和抗争具有伤害性，但它们也可能是挑战和机遇。优势视角是着眼于个人的优势，以利用和开发其潜能为出发点，协助其从挫折和不幸的逆境中挣脱出来，最终达到其目标、实现其理想的一种思维方式和工作方法。

在本案例中，社工可以挖掘服务对象的优势，激发其最大的潜力，与其分享糖尿病自我管理知识，提升其管理糖尿病的信心和能力；同时协助服务对象认识到坚持糖尿病管理、控制好血糖具有挑战性，但也是资源。比如，服务对象与家人一起面对糖尿病，从中感受到家人之间的团结与关爱、温暖与支持；与糖友一起交流分享，从中感受到"同路人"之间的关爱与支持，并且通过自己的分享，提升生命意义及价值。

三、服务计划

（一）服务目标

总目标：通过协助服务对象学习糖尿病管理相关知识，为其搭建社会支持网络及提供出院后的血糖跟进服务，帮助服务对象掌握糖尿病管理相关知识，提高依从性，尽快控制好血糖，并且通过挖掘服务对象优势来增强其自我效能感，提升其生命意义和价值。

具体目标：

1. 在认知方面，提升服务对象自我管理糖尿病的能力与信心；

2. 在疾病适应方面，帮助服务对象控制平稳血糖，较好适应糖尿病患者的生活；

3. 在情绪支持方面，缓解服务对象因糖尿病控制不佳带来的焦虑情绪及压力；

4. 在社会支持方面，扩大服务对象的社会支持网络，为其提供有力的糖尿病管理支持。

（二）服务策略

1. 与服务对象分享糖尿病管理的"五驾马车"知识（糖尿病知识教育、饮食调整、合理运动、血糖监测、药物治疗），提升其对糖尿病管理知识的认知，增强其应对糖尿病的信心；关注服务对象住院及出院后的血糖控制方法、血糖监测结果等情况，及时进行总结，鼓励、引导她坚持控制血糖，提升管理糖尿病的依从性。

2. 关注服务对象的病情及心理状况，并一同分析当前面临的困难，商讨应对糖尿病的办法。

3. 为服务对象挖掘家庭、"同路人"等非正式社会支持网络，提升其应对糖尿病的信心；为其搭建起社工、糖尿病专科医生、医院、社康机构等正式支持系统，提供社工联合糖尿病专科医生跟进血糖的服务，提供出院后的饮食、运动等专业指导，促使其尽快适应糖尿病患者的生活。

4. 挖掘服务对象的优势，激发服务对象控糖积极性与信心，鼓励其参与糖友志愿者活动，增强其自我效能感。

四、介入过程

（一）第一阶段

目标：收集资料，评估问题，建立关系

社工了解到，服务对象被确诊糖尿病17年，曾因血糖控制不佳反复住院，还因缺乏糖尿病相关知识及血糖控制不佳而产生焦虑情绪。服务对象表示，家庭劳动和社会活动导致其作息不规律，影响血糖控制。在沟通过程中，服务对象与社工分享照片，社工积极聆听，对其家庭感情融洽、义工行为、热爱学习等行为加以鼓励与肯定。同时，社工建议其以身体健康为重，协调好家庭关系、平衡好参与社会活动的时间，做到规律饮食、遵医嘱用药、规律监测血糖。社工运用同理心、积极关注、倾听、鼓励、肯定等支持技巧，让服务对象感受到被关怀和理解，疏导其负面情绪，增强其控糖信心，并建立社工与服务对象的良好专业关系。

（二）第二阶段

目标：增能赋权，分享知识，制订计划

在初步评估的基础上，社工鼓励服务对象在住院期间积极配合医护人员控制血糖，并与其分享糖尿病自我管理"五驾马车"知识，一起制订出院后的控糖计划。社工为服务对象讲解糖尿病饮食控制及运动控制知识，告知其饮食应多样化；与其分享糖尿病运动控制的最佳时间及运动方式，告知开展血糖监测的频率及时间，分享血糖记录的方法以及如何根据血糖记录表调整饮食、运动计划，还分享糖友的控糖经验。社工的这些服务，提升了服务对象出院后管理糖尿病的依从性、积极性以及应对疾病的信心与能力。

为增强服务对象适应糖尿病患者生活的信心，社工着眼于挖掘其优势。服务对象虽然文化程度不高，但学习能力强、逻辑思维好、表达能力佳，很快能掌握糖尿病管理知识，并且其管理糖尿病的积极性高、依从性好，相信自己能控制好血糖并适应糖尿病患者生活。

同时，为了给服务对象提供专业化、标准化的服务，社工赠予服务对象《糖尿病自我管理知识手册》、糖尿病患者饮食指导、血糖监测时间表、血糖记录表等，督促其持续学习，并规范、科学控糖，协助其从问题中走出来，蜕变成问题的解决者、行动者。

（三）第三阶段

目标：搭建支持网络，提升控糖信心

社工了解到服务对象与丈夫同住，可自由烹饪，能满足其饮食清淡、多样化的需求，家人亦能为其提供情绪支持；社工与医院的糖尿病专科医生联合，可为其提供出院后专业化的血糖跟进服务；服务对象可在社康机构享受政府慢性病健康管理惠民政策，享受购药优惠及免费健康体检等服务；服务对象可在糖友群享受社工与医生的持续性服务，并可与糖友、糖友志愿者交流控糖经验。社工鼓励服务对象出院后利用家庭、社工、专科医生、社康机构、糖友群等资源优势，加强血糖管理，持续提升管理糖尿病的信心。

（四）第四阶段

目标：医社联合，科学控糖，适应疾病

服务对象血糖控制平稳后出院，开始自我管理糖尿病。社工联合医院糖尿病专科医生，按计划为其提供血糖跟进服务。

第一个月，社工每周至少跟进 1 次。服务对象能坚持每天监测并记录血糖，同时记录饮食和运动情况。社工及糖尿病专科医生根据服务对象的血糖、饮食及运动数据，提供饮食、运动、用药的个性化指导。服务对象喜欢喝粥、爱吃油腻食品及饮食单一等不良习惯，导致其餐后血糖数据浮动较大。社工转达了糖尿病专科医生关于调整饮食的建议，服务对象表示改变饮食习惯存在困难。对此，社工持续向其科普健康饮食的重要性，并强调糖尿病并发症的危害，还联合主治医生告知其健康饮食要点，以提升其健康饮食的依从性。

与此同时，社工挖掘服务对象家庭方面的动力。通过肯定家庭成员的支持，社工正向引导服务对象控制好血糖，保持身体健康，珍惜家庭的幸福生活。社工在糖友交流群中组织了系列线上运动打卡、饮食打卡等活动，邀请服务对象参与，服务对象积极响应，并与社工、糖友、糖友志愿者交流分享。在此过程中，服务对象受到糖友的良性影响，饮食逐渐变得多样化，还学会识别升糖指数（GI）高的食品并减少摄入。

经过近两个月的持续跟进，服务对象的血糖终于达到目标控制水平。现在，服务对象能根据自己的血糖记录表分析血糖与饮食、运动的关系，并且养成了糖尿病管理的生活习惯，后续不再需要社工频繁跟进，可以在社康机构接受常规的慢性病健康管理服务。

（五）第五阶段

目标：持续自我增能，推动成为"同路人"，提升生命价值

服务对象乐于奉献、热爱分享，在打卡活动结束后，依然每日在糖友群分享自己的血糖控制情况及经验。为提升糖友间同伴支持的力度与效果，社

工邀请服务对象与其他糖友一起参与"控糖达人说"录像活动，分享控糖经验，同时参与"糖友故事征集"活动，撰写自己的控糖心得，帮助更多有需要的糖友。此外，还邀请服务对象加入糖友志愿者队伍，参加糖友交流会，分享控糖经验，参与糖友自主运动团活动，带领糖友练习八段锦。

服务对象积极参与志愿活动，并表示很开心且有成就感，还提升了在控糖方面的自我效能感。在面对疾病的同时，用自身经验帮助更多有需要的糖友，提升了生命意义和价值。

服务对象积极参与各种活动，例如参与录制"控糖达人说"，现身说法，让更多人重视糖尿病健康管理。为此，社工链接了爱心企业为服务对象捐赠一套家庭健康管理一体机作为激励，还表示将继续协助其进行后续的糖尿病管理。

五、案例评估

在服务结案阶段，社工结合"目标达成尺度法""问卷调查法""访谈法"对本案例的成效进行综合评估。

（一）目标达成尺度法评估

依据评估方法，社工需根据服务计划中设定的各项目标，逐一核对目标的达成情况。在本案例中，经过社工及糖尿病专科医生 1~3 个月的介入，服务对象在常规疾病诊疗与健康管理的基础上，成功实现了血糖平稳的目标，不再需要社工频繁跟进，后续到社康机构进行常规的健康管理即可。经过 3~5 个月的持续努力，服务对象在认知与行为层面均展现出正向的蜕变，逐渐掌握了糖尿病管理知识和方法，并能够将控糖经验分享给他人，显示出较好的疾病适应能力。以下为目标达到情况。

第一，在提升认知方面，服务对象从刚开始不知道如何应对糖尿病，到后来能运用糖尿病自我管理的"五驾马车"知识科学控制血糖，能学以致用、独立解决问题，成长为"控糖达人"。

第二，在疾病适应方面，服务对象的糖化血红蛋白值从社工介入前的 8.8%（不达标）降低至社工介入 3 个月后的 6.08%（达标且理想）。在行为方面，服务对象从介入前只测空腹血糖、爱吃油腻食物、饮食单一，到介入后科学合理监测血糖、清淡饮食、饮食多样化。在身体状况上，服务对象也从之前的便秘状态转变为不再便秘。

第三，在情绪支持方面，服务对象从刚开始对糖尿病自我管理缺乏信心、情绪焦虑，到后来变成对控制血糖充满信心，不再焦虑。

第四，在社会支持方面，服务对象从刚开始只有家庭成员的支持，到后来增加了社工、医院、社康机构、医生、糖友、糖友志愿者等的支持。服务对象从刚开始视糖尿病为负担，到后来多次分享控糖经验，加入糖友志愿者队伍，增强了其自我效能感，提升了其生命意义与价值。

通过一一对比，可知四项服务目标全部达到，本案效果显著，可成功结案。

结案后的 10 个月内，社工持续进行回访，每个月回访 1 次，了解服务对象的糖尿病管理情况，确保其后续能自律控糖，保持血糖水平稳定。

（二）问卷调查法评估

通过"个案结束评估表 / 意见反馈表"的反馈结果，服务对象对社工的工作表现给予高度评价，对社工在情绪支持和疏导、心理辅导、咨询解答及处理、压力缓解、行为问题矫正、病人角色适应、专业关系建立、社会资源提供等方面的帮助感到非常满意。服务对象认为自接受社工的服务以来，自身情况有了较大改善，并感谢社工非常积极地为其解决困难。在结案时，双方均确认设定的目标已经达到。

（三）访谈法评估

结案时，社工对服务对象进行了访谈，了解其对社工介入效果的满意度及成功控糖的原因。

服务对象表示，自己能够将血糖控制好，离不开家人、社工、医生、糖友等的支持。社工与医生为其提供的宣教服务，提升了其认知；家人、社工、糖友对其的鼓励支持，提升了其控糖内动力；糖友的分享，对其形成了正向的行为影响；社工邀请其参与各种志愿活动，分享控糖知识，增强了其自我效能感，提升了生命意义与价值。通过社工的服务、专科医生与糖友的支持，学到了很多糖尿病管理的知识，也掌握了很多资源途径，尤其是加入糖友志愿者队伍后，社工邀请其参加一系列分享活动，增强了荣誉感。

六、结案

综合三种评估方法，结果显示本次服务对服务对象产生了积极的影响，有效推动了服务对象的正向转变，因此社工与服务对象商议后决定结案。

服务对象向医护人员和社工表达了深深的感谢，并撰写了感谢信。社工也充分肯定了服务对象的努力，特别是在高龄的情况下，能克服自身的不良饮食习惯，运用自身优势积极地学习相关知识和管理糖尿病。社工认为，服务对象的毅力及高依从性是其血糖控制平稳的关键。

结案后，服务对象利用家庭健康管理一体机进行糖尿病自我管理，同时定期前往社康机构接受健康管理服务。社工也对患者进行每月1次的定期回访，了解服务对象的糖尿病自我管理情况，在其需要时提供及时的服务。

七、专业反思

社工根据糖尿病管理服务的实践经验及糖尿病管理的临床指南，确定了一套统一的、科学的服务标准。在该标准下，糖尿病个案的服务内容包含介入建立良好的专业关系、进行糖尿病自我管理"五驾马车"知识宣教并提供专业的资料套表、提供情绪支持、医社联合跟进控糖、"同路人"支持等。通过服务标准化，社工致力于提供高质量的糖尿病自我管理服务，协助提升糖尿病患者的治疗效果。

结合本案例，社工总结如下。

（一）不同的服务对象在性格、认知、资源优势、身体情况等方面均可能存在不同，社会工作服务应该在服务标准化的前提下，根据服务对象的具体情况去设计个性化的介入方法。

（二）社工善用优势视角了解老年人的心理特点，发现了服务对象控糖毅力强、依从性高、热爱学习、乐于奉献、喜欢被赞扬等特征。由此，社工通过不断鼓励、肯定服务对象，取得其信任并建立良好的专业关系，增强其自我效能感，提升其控糖信心及治疗依从性。

（三）医—社—志联合，为糖尿病患者提供强有力的支持。在本案例中，社工联合糖尿病专科医生为服务对象提供血糖跟进服务，为其提供专业的饮食、运动等指导，帮助其科学控糖。社工通过分享糖尿病管理知识及"同路人"的控糖经验，提升服务对象管理糖尿病的能力和信心，同时社工联合糖友志愿者给予服务对象良性的行为导向。

（四）"助人自助"永远是社会工作服务的宗旨。社工在服务过程中需关注服务对象的成长，协助其从中建构人生意义与价值。在本案例中，社工协助服务对象从刚开始对糖尿病管理缺乏信心，到后来成长为"控糖达人"、糖友志愿者，将控糖经验分享给有需要的糖友，并且从中获取快乐，提升生命价值。

（五）家庭支持对患者自我管理行为依从性影响较大，应重视患者的家庭支持。由于本案例开展于新冠疫情期间，社工与服务对象家庭成员的接触受限，后续的个案服务可注重挖掘服务对象家庭方面的支持。具体而言，为服务对象的家庭成员提供宣教及心理支持服务，以搭建一个强大的家庭支持系统，从而帮助服务对象有效管理糖尿病。

督导评语（杨怡妮）

本案例社工在糖尿病个案服务标准化流程的指引下，秉持专业的社会工作理念，关注服务对象的个别化与需求，制订针对性的介入计划，以极大的耐心持续不断地跟进，帮助服务对象形成了良好的糖尿病自我管理行为，个案成效显著。

在服务过程中，社工调动服务对象周边可利用的资源、支持系统，通过医社联动，发挥跨专业团队在个案服务中的专业性，助力个案成长。社工运用专业视角在个案跟进的辅导中推动服务对象调整片面的认知、改变不良的行为习惯，使服务对象最终成长为"控糖达人"并成为糖友志愿者，充分体现了社会工作"助人自助"的理念。针对自我管理意识不强、治疗依从性差的老年糖友困难个案，此案例提供了可借鉴的服务经验，探索了可行的服务介入路径。

从行为到心灵的介入

——任务中心模式在糖尿病个案中的运用

霍　琰[1]

一、案例背景

(一) 基本资料

方阿姨,女,64岁。

(二) 个案背景资料

1. 接案原因

服务对象被确诊患有糖尿病已 20 余年,虽然曾参与糖尿病项目宣传活动和糖尿病患者自我管理小组,但是对营养治疗知识了解不足,想了解更多相关知识,所以向社工寻求帮助。服务对象自述家人对其饮食控制非常严格,限制多种食物的摄入,导致她在饥饿时只能喝水,不敢随意进食。此外,服务对象患有多种慢性病,需长期吃药,她因此产生了一定的负面情绪。

2. 行为表现

服务对象在糖尿病患者自我管理小组中积极与其他组员、医生分享平时治病过程中的一些心得体会,她表示想了解更多的糖尿病相关知识。在日常生活中,服务对象对自己的饮食控制非常严格,每天保持适当的运动量。

3. 情绪状况

服务对象因患有多种慢性病,每天早上都要服用多种药物。多年的服药

---

① 霍琰,深圳市东西方社工服务社社工。

治病经历使她情绪较为消极，对治疗也缺乏信心。

4. 健康状况

服务对象患有糖尿病，病程长达 20 余年，同时还伴有高血压和尿酸高的问题。目前，服务对象已在社康机构签约家庭医生，并在社康机构接受糖尿病和高血压健康管理服务，包括降压降糖药物治疗、定期随访和健康体检等。在接受社工服务前，服务对象的血糖控制不稳定，存在较大的波动。

5. 经济状况

服务对象早年在家务农，没有退休金，其生活费用和医药费用均由 3 个儿子共同承担。

6. 支援网络

服务对象的老伴在老家生活，夫妻共育有 3 个儿子，大儿子目前居住在深圳，另外两个儿子居住在老家，都已结婚生子。大儿子育有一儿一女，10 年前，服务对象为照顾刚出生的孙女，从老家来到深圳。如今，孙女已经上小学五年级，孙子上小学一年级。大儿媳在深圳工作，大儿子在深圳周边城市上班，只有周末回家，工作忙时一个月才回家一次。服务对象每天都需要接送孩子上下学。

二、问题分析

（一）问题与需求分析

1. 知识层面：学习糖尿病营养治疗知识的需求

服务对象已经参加了糖尿病患者自我管理小组，对于运动治疗、药物治疗、血糖监测、健康教育的知识都有一定的了解。服务对象每天坚持运动，按照医嘱用药，积极参加健康教育，经常在家或者去社康机构测量血糖，营养治疗是服务对象目前最关心的事情。

2. 行为层面：合理地安排饮食的需求

服务对象平时饮食清淡，多吃杂粮饭，但在科学安排每日饮食量方面存在困惑，不清楚如何根据自己的饮食需求进行合理规划。

3. 认知层面：正确看待自己所患的慢性疾病

服务对象因患病多年，每天从早上起来就开始服药，对此产生了消极看法。社工需要积极介入，引导服务对象正确看待自己所患的慢性疾病。

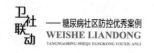

4.情绪层面：缓解心理压力，找回自我价值感

服务对象由于每日都需要服药，深感给家庭带来了经济负担。同时，由于平时累积的负面情绪难以向家人及朋友倾诉，服务对象心中的负面情绪无处宣泄，时常情绪低落，这也进一步导致她对所患的糖尿病等慢性疾病缺乏治疗信心，自我价值感也相对较低。

（二）介入理论

任务中心模式相信服务对象有解决其问题的能力与潜能，强调发挥服务对象本身的能动性。在社工的服务过程中，服务对象在界定问题与处理问题上有最后的决定权，可以决定是否处理以及如何处理；在任务的执行上主要靠服务对象自己的力量完成任务。任务中心模式确立的任务是具体的、有限的、外在的目标，而不是整体性的内在目标，它的目标是服务对象的问题，而非服务对象的个人成长。这一点，使其目标更具达到的可能性。问题是工作的目标，而任务则是服务对象为解决问题而需要做的工作，是达成解决问题的手段。在这一任务完成过程中，服务对象将学习解决问题的方法，从而有效地提高处理生活问题的能力，这有助于服务对象自我效能的增强。人的生活与成长是一个不断解决问题的过程，当问题无法解决时就会产生困扰，影响正常生活。而个案社会工作的任务是协助服务对象界定任务，指导并鼓励服务对象完成任务。

三、服务计划

（一）服务目标

根据任务中心模式的要求，结合服务对象的具体情况，与服务对象商议，确定具体的干预目标，分别从知识、行为、情绪三个层面进行跟进。

1.在知识层面：让服务对象了解更多关于糖尿病患者自我管理中营养治疗方面的知识。

2.在行为层面：服务对象运用糖尿病患者自我管理中营养治疗的知识，合理安排自己的饮食。

3.在情绪层面：让服务对象正确看待自己所患的慢性疾病，缓解心理压力，找回自我价值感。

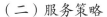

（二）服务策略

1. 第一阶段，与服务对象建立信任关系。社工通过面谈等方式与服务对象建立良好的专业关系，签订服务协议，与其进行互动交流，深入了解服务对象的想法。

2. 第二阶段，与服务对象商定服务计划。社工与服务对象进行深入的讨论和协商，根据确定的服务目标，制订服务计划，明确服务的内容、目标、任务、时间表和预期结果，确保服务对象对服务的要求和期望都有清晰的了解，为后续的服务实施打下坚实的基础。

3. 第三阶段，为服务对象提供专业介入。本阶段强调知识传递、行为改变和情绪支持的结合，旨在全面提升服务对象在糖尿病患者自我管理方面的能力。其中，社工通过运用专业的服务方法，辅以每日所需热量计算、血糖监测等任务，为服务对象提供专业服务，让服务对象了解更多的糖尿病患者自我管理知识，能够较合理地安排自己的饮食。同时，为服务对象提供表达性社会支持，辅导服务对象调整情绪，缓解其心理压力，并引导服务对象正确看待自己所患的慢性疾病，坚定治疗的信心。

4. 第四阶段，对服务对象进行专业评估。该阶段主要对服务成效进行评估，并在服务结束之后进行跟踪服务。

四、介入过程

（一）建立关系：收集服务对象的基本资料，了解服务对象的需求，制订服务计划，初步建立良好的专业关系

社工向服务对象介绍自己，说明本次会谈的目的、内容、双方的角色和责任。在和服务对象交谈过程中了解服务对象的详细资料，包括服务对象生活状况、健康状况、家庭环境、社会环境等。

社工了解到服务对象一直在服用降压药。为更准确地了解服务对象的健康状况，社工主动为服务对象测量血压，结果显示收缩压为 145mmHg，舒张压为 94 mmHg。社工向服务对象告知血压测量结果，并强调遵医嘱定期测量血压和血糖的重要性。此外，社工了解到服务对象的家人对其非常关心和支持，服务对象也非常配合医生进行治疗，对慢性病自我管理有一定的认识，

也曾参加过糖尿病患者自我管理小组。服务对象希望进一步了解营养治疗的相关知识，以加强自身饮食控制的能力。社工与服务对象共同制定服务目标，并计划在介入过程中为其布置相应的任务。社工表示相信服务对象能够完成好这些任务，最后达到设定的目标。

社工在这次面谈中主要充当支持者和倾听者的角色，运用专注、倾听、诚恳、鼓励、支持等技巧，了解服务对象问题的客观因素与其主观感受，并给予同理和关怀。

（二）知识传递与行为改变：辅导服务对象调整情绪，让服务对象增加营养治疗方面的知识

社工按时到达服务对象家中，首先了解服务对象近况。服务对象告知，除了患有糖尿病和高血压，她在社康机构体检时又查出尿酸高的问题。她提到，每天早餐前需服用多种药物，心情因此不佳。她认为这些慢性病要长期吃药且无法治愈，药费昂贵，有时候觉得活着也是一种负担。社工安慰服务对象，提及她为儿女的付出，肯定她的价值，帮助她调整情绪，使服务对象心情逐渐平静。社工鼓励服务对象保持愉快的心情，适当运动、控制饮食，这些对控制病情益处很大。

社工按照服务对象的身高、体重、运动情况等计算其每日所需热量，查询服务对象每日所需各类食物量并为其进行分配，让其学会合理安排饮食；向服务对象赠送《糖尿病自我管理知识手册》，并为其讲解科学饮食相关注意事项；鼓励服务对象保持良好的运动及血压、血糖监测习惯，遵医嘱服药，科学合理安排饮食。

此次会谈的目标是帮助服务对象了解自己的每日饮食量，辅导服务对象调整情绪。社工给服务对象布置了两个任务：一是学习知识手册中的内容，根据每日饮食量合理地安排饮食；二是减少忧虑，保持良好心情。

社工在这次面谈中主要充当支持者和使能者。社工运用倾听的技巧认真聆听服务对象的诉说，同时提供疾病相关信息，协助服务对象理解《糖尿病自我管理知识手册》中的饮食指导内容，以促进其在日常生活中的饮食管理。

（三）改变认知与情绪辅导：引导服务对象正确认识糖尿病，辅导服务对象调整情绪，鼓励服务对象保持愉快心情

本次探访主要是了解服务对象身体状况、血压与血糖控制情况、饮食与运动情况，并核实服务对象的任务完成情况。

服务对象报告定期测量血糖且控制较好，饮食定时定量并避免高糖食物。社工建议服务对象注意饮食少盐少油少糖，并推荐阅读《糖尿病自我管理知识手册》。社工给服务对象测量血压，发现血压偏高，建议服务对象告知家庭医生并寻求帮助。

服务对象谈及患病情况、用药情况和经济压力，社工进行情绪疏导，引导服务对象正确看待糖尿病，保持愉快的心情，强调适当运动、饮食控制等良好生活习惯对控制病情的好处。在送社工出门的时候，服务对象告诉社工："以前我觉得自己活不到 70 岁，但是今天你们来看望我后，我觉得自己能活到 70 多岁。"

服务对象的任务完成情况较好，情绪上的压力经过两次疏导后也得到释放。社工此次给服务对象布置的任务是用"五驾马车"知识管理糖尿病。

社工在这次探访中仍是充当支持者和使能者。社工鼓励服务对象在日常生活中管理好自己的饮食，继续保持良好的运动、血压血糖监测和遵医嘱用药习惯，安抚服务对象情绪并引导其积极面对健康问题，促进其用适合自己的方式释放焦虑情绪，增强服务对象战胜疾病的信心。

（四）链接活动资源：丰富服务对象生活

社工向服务对象介绍社区即将举办"老伙伴加油站之老年人兴趣学堂·美食记"活动，并询问服务对象的参与意愿。服务对象表示愿意并实际参加了活动。活动结束后，社工再次向服务对象强调了饮食控制的重要性，并关心服务对象血压的情况。服务对象表示已请医生调整药物，血压已控制稳定。社工随后给服务对象布置任务，继续用"五驾马车"知识控制病情，空闲时间多参加活动，保持良好的情绪。社工在这次面谈中主要充当资源链接者、支持者，运用鼓励、支持和指导的技巧协助服务对象加强糖尿病管理。

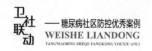

（五）了解服务对象情况，告知服务对象结案事宜

社工询问服务对象近期生活情况，服务对象反馈目前孙女在家上网课，自己需要买菜做饭，但目前病情较为稳定。由于时值新冠疫情期间，社工提醒服务对象外出买菜时要做好个人防护，包括佩戴口罩、回家洗手、避免前往中高风险地区等。

社工表扬服务对象的任务完成出色，回顾整个服务过程，对服务对象的改变给予鼓励肯定，并告知结案事宜，表示在需要时将继续提供协助。社工在本次面谈中主要充当支持者，鼓励服务对象继续积极学习并不断增强治疗及管理疾病的信心。

五、案例评估

个案服务过程中，社工进行了以问卷评估为主、观察评估为辅的评估工作，以此探讨整体目标的达成情况。

（一）通过个案结束评估表进行成效测评

从个案结束评估表看，服务对象对社工介入的整体评价满意度高，对问题解决程度及社工工作态度均给予肯定，认同率达100%。服务对象认为困难得到解决，感谢社工提供的帮助，个案整体成效较高。

（二）根据观察分析评估服务对象的参与度、投入程度

根据社工的现场观察，服务对象了解饮食治疗的相关知识后，表现出极大的喜悦，明确了食物选择和摄入量。服务对象还会把《糖尿病自我管理知识手册》分享给家人，普及饮食治疗的相关知识。这种知识的获得增强了她自我管理的信心。

除提供饮食方面的指导，社工还特别关注服务对象的情绪状态。社工运用专业的情绪辅导技巧，与服务对象进行深入交流，肯定服务对象的个人价值，缓解其心理压力。这种情感支持让服务对象感受到关心和尊重，并增强了对社工的信任和依赖。每次服务结束后，服务对象都会对社工表示感谢。

从整体成效来看，本个案取得了显著的效果，达到了预期目标。服务对象不仅掌握了饮食控制的相关知识和技巧，而且能够在日常生活中更好地管

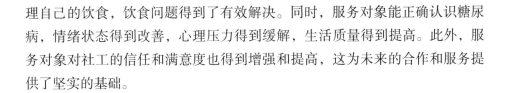

理自己的饮食，饮食问题得到了有效解决。同时，服务对象能正确认识糖尿病，情绪状态得到改善，心理压力得到缓解，生活质量得到提高。此外，服务对象对社工的信任和满意度也得到增强和提高，这为未来的合作和服务提供了坚实的基础。

六、结案

（一）结案原因及处理方式

本个案目标达到，社工告知服务对象结案。服务对象确认个案结束，并知道在需要时如何获得服务。

（二）结案建议

结案并不意味着服务终止，一般会开展跟踪服务。具体服务：一是根据服务对象的状况安排一些结案之后的练习，巩固服务对象已经取得的进步，提升服务对象独立面对问题的能力；二是调动服务对象周围资源，增强服务对象的社会支持；三是持续评估服务工作的效果。

七、专业反思

（一）社工在糖尿病患者管理中的多重角色

在个案跟进的初始阶段，服务对象情绪较为消极，对慢性病的治疗缺乏信心，认为长期服药无法治愈，生活成了负担。社工辅导服务对象调整情绪，解释慢性病与其他疾病的区别，并通过谈及其对儿女的付出肯定其价值。经过交流，服务对象的心情逐渐平静，坚定了治疗疾病的信心。

社工作为使能者、支持者、倾听者、资源链接者等，给予服务对象关怀，使其坚定糖尿病自我管理的信心。作为使能者，社工通过激发服务对象的内在潜能，帮助其认识到自己在糖尿病自我管理中的主导作用；通过鼓励和肯定，帮助其树立战胜疾病的信心，培养其积极应对疾病的自我效能感。作为支持者，社工为服务对象提供情感支持，让其感受到关怀与陪伴；同时给予其力量和鼓励，让其相信自己有能力管理好病情。作为倾听者，社工耐心倾听服务对象的困惑、担忧和需求，深入了解服务对象的内心世界，为其提供更具针对性的支持与指导。作为资源链接者，社工整合各类资源和服务，为服务对象提供关于糖尿病管理的实用信息，帮助其获取医疗咨询、健康资讯等资源，确保其得到全方位的支持。

综上所述，社工作为使能者、支持者、倾听者、资源链接者等，通过给予关怀和支持，协助服务对象有效管理糖尿病。这种综合性的角色定位有助于提升服务对象的自我管理能力，促进其获得健康、增进福祉。

（二）社工与服务对象的专业协同

服务对象从参加项目宣传活动，到加入糖尿病患者自我管理小组，再到社工的个案介入，社工与服务对象的关系已奠定良好的基础。在个案跟进中，社工运用任务中心模式关注服务对象的自主性，并充当支持者、倾听者、使能者和资源链接者等角色，运用专注、倾听、鼓励、支持、同理心等技巧，给予服务对象服务与关怀，用简短有效的服务，增加了服务对象关于饮食治疗的知识掌握，培养了服务对象的糖尿病自我管理能力，使其能够在生活中用"五驾马车"的知识来管理糖尿病。同时，疏导服务对象的情绪，让其消极情绪得到化解，减轻疾病带来的心理压力，并提升了治病的信心。

（三）社工与医生团队携手促进糖尿病患者的自我管理

社工与医生团队的专业合作，在社区慢性病管理服务中具有一定创新性。双方携手发挥专业特长，可以有效推动服务进展。在前期的宣传活动及便民服务中，社工联动社康机构医生为服务对象测量血糖、血压。在小组活动中，社康机构医生为服务对象讲解糖尿病相关知识。在个案跟进中，社康机构医生为服务对象调整高血压用药。在整个服务中，社工关心服务对象的生活情况、身体状况、血糖控制情况、运动情况、血糖监测情况、饮食情况等，增加其饮食治疗的知识，缓解她因身患慢性病长期服药带来的焦虑情绪等，整合活动的资源来解决服务对象交际问题，丰富其生活。社工与医生的紧密合作，使服务对象不仅拥有了凭借"五驾马车"知识来自我管理糖尿病的能力，还能乐观面对生活。

（四）从饮食治疗到自我管理，社工助力服务对象重拾信心

饮食治疗是众多糖尿病患者最关心的问题之一。社工以饮食治疗为切入点，结合糖尿病患者自我管理的"五驾马车"知识，并辅以情绪支持，成功

协助服务对象实现糖尿病的自我管理，增强了其面对未来生活的信心，对同类案例有借鉴意义，具有可复制性。

督导评语（毛黎明）

该案例服务层次清晰，社工定位准确，从单一的病情维护到关注服务对象的知识、行为、情绪等综合需求。由于服务计划以及介入的精准安排，在知识和行为的改变上充分发挥了社工的专业作用，在传递专业知识的同时，在情绪需求的满足上也呈现了具有技巧性的专业方法。

知糖不惑　控糖无忧

——认知行为治疗模式介入糖尿病患者不恰当行为问题的实践

徐艳艳 [①]

一、案例背景

（一）基本资料

敖某，女，63 岁，山西人。

（二）个案背景资料

服务对象退休后随子女来深圳市居住已有 5 年。10 余年前，服务对象手背不慎被刮伤，伤口未能正常愈合，便前往医院进行检查。检查结果显示其血糖值高达 19.8mmol/L，随后被确诊为 2 型糖尿病，接受胰岛素注射和口服降糖药物治疗。

服务对象身高 163cm，体重 80kg，体质指数（BMI）30.1kg/m^2，属于肥胖范畴；个人饮食习惯偏好面食且每餐摄入量大，日常运动量不足，服药不规律，血糖控制不佳，餐前血糖经常超过 10mmol/L。疾病困扰与肥胖问题使其深感苦恼，同时家庭的经济压力也加剧了其不良情绪。

二、问题分析

认知行为理论指出，认知在个体的改变中起着关键作用，是服务对象产生情绪和行为困扰的关键，也是帮助服务对象找到消除这些困扰的有效方法

---

① 徐艳艳，深圳市盐田区海云社会工作服务社社工。

的重点所在。根据认知行为理论的核心观点，结合收集到的资料，分析得出服务对象主要面临以下问题。

（一）存在认知偏差问题

服务对象缺乏对糖尿病相关知识的了解，也不知道如何管理糖尿病。服务对象的认知是"能吃就是福"，当这种认知与医生的建议发生冲突时，认知偏差导致其难以遵循医嘱，增加了疾病管理的难度。

（二）存在消极情绪问题

服务对象由于面临糖尿病和肥胖的双重困扰，情绪上表现出焦躁不安和悲伤。同时，因家里贷款购置房产而面临较大的经济压力和心理压力，服务对象平时易出现头晕、头痛等症状。服务对象缺少朋友，无人倾诉，导致情绪问题积压在心中，亟待疏导。

（三）存在不恰当行为问题

服务对象在认知偏差和消极情绪的影响下，出现过度饮食、无法控制饮食的情况，不吃就感到饿和心慌，这导致其体重一直未能得到有效控制。尽管服务对象能参加舞蹈队等集体活动，表现出一定的社交意愿，但其更多时候还是独自居家的状态。

三、服务计划

经过社工与服务对象的深入沟通，服务对象展现出强烈的合作意愿，期望与社工共同解决自己面临的问题。双方共同商定服务方案，并将方案分为三个阶段：第一阶段，关系建立与问题评估，旨在与服务对象构建专业的信任关系，深入评估其面临的问题；第二阶段，运用认知行为模式介入，针对服务对象存在的不恰当认知、负面情绪及不恰当行为，进行有针对性的干预，以助其调整认知、学会调节情绪及修正行为，逐步形成良好的行为习惯；第三阶段，评估阶段，过程评估将贯穿整个服务流程，根据服务对象的反馈及时调整服务计划，确保达到预期效果（详见表1）。

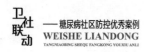

表 1　服务计划书

服务阶段	目标	内容、主题及形式
观察准备阶段	与服务对象接触，收集服务对象相关资料	通过无结构式访谈了解服务对象的兴趣爱好，从其感兴趣的内容入手，收集服务对象活动种类与频次、社会支持网络系统、糖尿病病情及血糖情况等
	与服务对象进行深入接触，建立专业关系，签订保密协议	通过半结构式访谈进行互动，与服务对象达成保密协议，建立专业关系
	问题诊断与初步原因分析	填写糖尿病知识态度行为前测问卷和抑郁自评量表，与服务对象一起分析问题及其产生的原因
	评估需求，制订方案	与服务对象共同评估服务对象需求，共同制订方案
认知行为疗法介入干预阶段	认知偏差介入层面：帮助服务对象分析自身负面情绪产生的真正原因，聚焦不恰当认知，填写正确的想法	以"认知偏差的缘由"为主题引导服务对象分析负面情绪产生的原因
		以"聚焦"为主题，通过语言技巧，让服务对象描述一直遵循的人生价值观念，与服务对象分析该认知中不恰当的想法，明确负面情绪产生的真正原因
		以"挑战与纠正"为主题，邀请社康机构医生上门科普糖尿病知识，分享糖友控糖经验，帮助服务对象纠正自身不正确想法，建立正确想法
	不良情绪舒缓层面：帮助服务对象学会缓解负面情绪，转移注意力，培养兴趣爱好，构建支持网络系统	以"丰富日常生活"为主题，根据服务对象的爱好，邀请其加入义工队伍，鼓励服务对象积极参与志愿者服务，结交更多朋友，分享内心想法，缓解负面情绪
	不恰当行为改正层面：引导服务对象控制体重，改变饮食习惯，养成按时吃药和测量血糖的习惯	以"正视暴饮暴食不控糖的行为"为主题，与服务对象分析体重不减反增的初始原因，认识认知错误导致的行为偏差问题，分析血糖控制不佳、不按时吃药的危害，强调血糖监测的重要性
		与服务对象一起制订减肥计划，联系家庭医生为其制订饮食计划，提醒服务对象遵医嘱用药及定期监测血糖，与服务对象一起分析血糖变化情况，引导服务对象形成记录血糖、饮食与运动的习惯
跟进、结案阶段	巩固、评估、结案	巩固：与服务对象回顾整个干预过程，体会所发生的改变，巩固所学到的方法 评估：填写糖尿病知识态度行为后测问卷，开展服务对象自评，邀请家庭医生对服务对象进行评估 回访：通过电话形式跟进服务对象健康状况

四、介入过程

通过访谈及分析得知,服务对象由于认知偏差导致不良情绪,从而引起不恰当行为的发生。因此,社工与服务对象将问题聚焦于不恰当行为问题,采用认知行为疗法介入,首先选择从服务对象的认知层面介入,纠正其认知上的偏差,在了解负面情绪产生的真正原因之后,对服务对象的不恰当行为进行介入,改变行为,养成习惯。认知、情绪、行为虽然是分阶段介入,但三个阶段并不是孤立的,而是相互影响、相互作用的。

(一)纠正认知偏差

目标:帮助服务对象分析自身负面情绪产生的真正原因,聚焦不恰当认知,填写正确的想法。

1.认知偏差缘由

经过与服务对象的深入交流,社工了解到服务对象对于糖尿病的认知存在偏差。服务对象认为"能吃就是福",日常生活中倾向于按照自己的喜好和既往习惯安排饮食。虽然其明白糖尿病患者需要控制饮食,却未作出明显的调整。这种认知上的冲突,一方面缘于服务对象不愿意改变原有的生活方式,另一方面则是其尚未意识到饮食控制对于糖尿病管理的重要性。另外,糖尿病的不可治愈性以及慢性病程带来的生活压力,使服务对象在心理上承受了巨大的负担,生活中的需求无法得到满足,进而产生了不良情绪。因此,需要提高服务对象的糖尿病认知水平,以更好地应对疾病带来的挑战。

2.聚焦与对峙

社工运用聚焦和对峙的谈话技术引导服务对象重新审视自己的认知,找到负面情绪产生的原因。社工询问服务对象午餐情况,服务对象表示做了刀削面并且全部吃完,但很快感到饥饿。社工指出糖尿病患者不宜过多食用主食,但服务对象表示难以控制且不愿意浪费食物。社工进一步引导服务对象审视自己的饮食习惯与身体健康之间的关系,并指出其内心想法与医生建议之间的矛盾。服务对象表示开始反思并认识到以前的想法可能不正确。社工强调真正的幸福快乐应该以身体健康和家庭和睦为基础,服务对象对此表示认同。

3.挑战与纠正

针对服务对象在自身认知上所暴露的偏差,社工帮助服务对象链接资源，联系社康机构家庭医生，邀请服务对象参加糖尿病患者自我管理小组活动，和糖友成立互助小组。通过医生的指导、小组活动的学习以及糖友的经验传授，帮助服务对象掌握正确的糖尿病知识。当社工再次与服务对象进行交谈时，发现服务对象的认知发生了转变，服务对象有了健健康康陪伴家人的想法。

社工引导服务对象与家庭医生沟通交流，鼓励服务对象参加糖友互助小组组织的讲座活动，以促进其获得更多糖尿病知识。在活动中，服务对象发现有些食物（如荞麦面馒头、笋、豆制品）自己日常喜欢吃而且又对糖尿病患者健康有益，但以前并不知道这些知识。当服务对象学到这些知识时，一直存在的饮食不均衡问题便有了解决的办法。

4. 总结分析

根据情绪认知理论，在对服务对象认知层面进行具体干预之前，最为重要的是找到认知失调观念，聚焦于服务对象长久形成的认知偏差，分析在认知偏差的影响之下产生的情绪障碍。服务对象自身"享乐、无所顾忌"的认知状态与健康饮食、保持身体健康要求存在很大的差异。在这样的认知失调观念影响下，服务对象沉浸在纠结情感中，容易产生压力，造成情绪不稳定。这种状况持续存在，会使服务对象无法控制自己的情绪，容易焦虑以及发脾气，甚至产生情绪障碍。

认知上的观念存在其固有的隐蔽性以及自我认同性，个人很难发现其中的偏差，是自身的"盲点"。但是联系具有相同经历与生活经验的个人，通过二者行为的比较，可以发现其中存在的差异，帮助服务对象认识到自身的"盲点"。因此，社工通过帮助服务对象链接资源，寻找具有相似经历的糖友，并且运用同理心等技巧，帮助服务对象对自身不恰当的认知发起挑战，从而树立正确的认知。

（二）缓解负面情绪

目标：帮助服务对象学会缓解负面情绪，转移注意力，培养兴趣爱好，构建支持网络系统。

1. 情绪情景再现

在征得服务对象同意后，社工邀请义工扮演服务对象，重演服务对象每天在家里不开心、自怨自艾、焦虑的情绪状态，让服务对象能够通过观看生动的表演对自身负面情绪有更清楚的认识。在情景模拟之后，社工与服务对象进行了深入的交流。

通过观看情景模拟，服务对象直观地感受到自己的负面情绪。随后，在社工的引导下，服务对象进一步认识到这些情绪对其血糖稳定性的影响，以及更为严重的后果——增加罹患抑郁症的风险。通过这样直观感受、认识危害、强化改变意识，使得服务对象能够真正直面自己心理情绪的变化。

2. 丰富日常生活

由于服务对象倾向于将悲伤、内疚等不良情绪压抑在心底，而非表现出来，这种做法反而加剧了情绪的累积和恶化，使其难以得到缓解。尽管服务对象有一些朋友，但由于担心被取笑，服务对象并不愿意向朋友倾诉。此外，服务对象的生活相对单调，除了晚上跳跳广场舞，白天大部分时间都是独自在家，缺乏社交活动。经过与服务对象的深入交流，社工发现其白天的时间相对充裕，且对参与社区活动有浓厚兴趣。为充分利用这一时段并满足其社交需求，社工积极联络义工队伍，邀请服务对象加入其中。目前，服务对象已在义工队伍中结识了两位朋友，他们经常一同参与交通倡导、垃圾清理等志愿服务活动。服务对象向社工表示，她现在的生活充实而愉快，非常开心能加入义工队伍，并与队友共同工作，避免了独自在家的孤单。她还提到，义工队伍积极向上的氛围让她感到愉悦，使她愿意分享个人想法。在遇到困扰时，也能得到队友的倾听与鼓励，这让她感到十分开心。

（三）改正不恰当行为

目标：引导服务对象控制体重，改变饮食习惯，养成按时服药和测量血糖的习惯。

服务对象的认知偏差导致行为出现偏差，常常抗拒服药或遗忘服药，饮食也不规律，导致血糖不稳定。为此，社工带领服务对象前往社康机构就医，与社康机构医生共同制订饮食和用药计划。医生诊疗后建议服务对象更换药物，并观察其血糖控制情况。在医生的指导下，服务对象掌握了健康饮食准则，即"七分饱、少食多餐、减少主食、增加蔬菜摄入"。

社工注意到服务对象有记录日常开销的习惯，遂与其商议，建议其将记录内容扩展至体重和血糖情况。在社工的持续提醒下，服务对象逐渐形成了每日记录血糖和体重的良好习惯。随后，社工逐步减少提醒频率，鼓励服务对象自主记录并每日将情况告知社工，以监督其养成习惯。目前，服务对象的体重已从 80kg 降至 75kg。服务对象表示，当前服用的药物有效果，头晕症状已缓解，血糖控制良好，且已开始控制饮食，每餐一碗饭，增加蔬菜摄入，并在饥饿时选择食用苹果等低升糖指数食物以缓解饥饿感。

五、案例评估

为更全面地了解服务成效，本案例通过服务对象的自我评估、过程评估、效果评估三个方面开展个案整体服务成效的评估。

（一）服务对象的自我评估

经过服务前后知识、态度、行为评估对比，服务对象表示自己在糖尿病相关知识方面有了提升，且自我认知发生了积极转变。服务对象开始重视糖尿病自我管理，主动调整生活习惯，积极参与运动，规律服药，负面情绪也得到有效缓解。

（二）过程评估和效果评估

社工对于服务对象介入阶段的过程评估，主要从认知、情绪和行为三个层面进行，三个层面相互关联。

首先，认知层面的介入主要通过三次活动进行，分别是认知偏差的缘由、聚焦、挑战与纠正。社工以血糖监测为切入点，引导服务对象正视其生活习惯与医生建议之间的矛盾及由此产生的不良情绪，引导服务对象聚焦于自己所固执遵循的生活习惯的内在思想，帮助服务对象识别其不恰当认知。社工协助服务对象进行挑战与纠正，为其链接资源，寻找相似经历的糖友，并接受医生的指导，帮助服务对象纠正认知上的偏差。服务对象最终能够认识到问题所在并积极改正。

其次，在情绪疏导层面，社工主要通过引导服务对象参加志愿服务以拓宽其社交圈进而帮助其缓解负面情绪。社工通过了解社区情况和服务对象的兴趣情况，鼓励服务对象加入所在社区义工队伍。这不仅有助于服务对象拓展社交圈、结识更多志同道合的朋友，同时也增强了服务对象的运动意识，对维持血糖水平稳定起到了积极作用。

最后，在行为层面，社工主要从协助服务对象养成良好习惯入手，在服务对象认知发生显著改变后，引导其探讨运动控制体重和用药控制血糖的策略，并协商确定服务对象每日运动次数、体重控制目标以及血糖控制目标。此外，再联动社康机构医生进行指导，通过药物、运动、饮食三者相互结合，共同提高服务对象的自我管理能力。这一层面的目标达到表现为服务对象的体重从 80kg 下降至 75kg，空腹血糖从 9.0mmol/L 下降至 7.0mmol/L。同时，服务对象养成了记录健康数据的习惯，一旦数据出现异常，能够及时联系社工和社康机构复诊，形成了良好的行为习惯。

六、结案

在本次个案服务中，社工和服务对象经过两个月的共同努力，完成了 5 次访谈。在对整个服务过程、服务效果等进行细致评估后，发现服务对象已初步解决认知、情绪以及行为层面的问题，并取得了较好的成效。基于此，社工与服务对象达成一致，决定对服务进行结案，并告诉服务对象，如果服务对象未来有需求，社工可以提供力所能及的帮助。

七、专业反思

（一）理论运用：认知行为理论促进服务对象自我认知行为的改变

在本案例中，社工主要运用了认知行为理论进行专业介入。针对服务对象存在的认知偏差，社工协助其识别并纠正不合理信念，促进其自我认知的积极转变。同时，通过引导服务对象加入志愿服务活动，拓宽其社交圈，帮助其宣泄负面情绪，提升其运动意识。这些理论的应用，显著促进了服务对象在认知、情绪和行为三个层面的积极改变。

（二）服务模式：医社联动模式实现了资源共享和优势互补

在本案例中，社工采用了医社联动模式，与社康机构医生紧密合作，共同为服务对象提供服务。该模式充分发挥了社工和医生的专业优势，实现了资源共享和优势互补。社工负责服务对象的心理疏导、行为引导和社会支持，医生则提供专业的医疗建议和治疗方案。通过医社联动，服务对象获得了更为全面、专业的服务，有效促进了问题的解决。

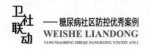

督导评语（杨升）

糖尿病作为常见基础疾病，随着人口老龄化加剧，逐渐成为社会重点关注的健康问题之一。由于生活习惯、行为认知等已经固定形成，老年人在糖尿病控制与管理上面临较大挑战。除了自我管理，亟须加强外部专业力量的介入。在本案例中，服务对象在社工的介入下，不断改变原有不合理的认知、行为，养成健康的生活方式，加强个人在糖尿病管理方面的理性控制，从而摆脱了在心理、情绪等方面的困扰。后期社工可持续关注这类群体的需求，深入探索社会工作服务在健康管理领域的应用，引导和影响这类群体形成正确的健康认知，从而更加有效地进行自我健康管理。

长者抗糖记

——生活模式理论在糖尿病患者管理中的应用

彭　瑶　李　娜①

一、案例背景

（一）基本资料

高某，男，74岁。

（二）个案背景资料

服务对象于2004年与配偶一同随长子迁居至深圳市。2020年，服务对象出现口渴、多尿、食欲增加但体重明显减轻等症状，到医院检查后被确诊患有2型糖尿病。服务对象自述患病3年来，一直通过服用降糖药（如二甲双胍、格列齐特）控制血糖，但效果不佳，空腹血糖水平在8.5~9.0mmol/L之间波动，餐后血糖在12.00mmol/L以上，有时甚至可达14.00~16.25mmol/L。尽管在饮食上已有所调整，但血糖水平仍不稳定。

1. 家庭情况

服务对象家庭结构完整，共育有4名子女，均已就业。其中，长子和长女在深圳市L区工作，次子在深圳市P区发展，次女则在J省从事教育工作。服务对象及其配偶与长子居住在深圳市Y区，老两口平日负责照料孙女。在经济层面，服务对象夫妻得到4名子女的共同支持，经济状况较好。

① 彭瑶，深圳市龙岗区至诚社会工作服务中心督导；李娜，深圳市龙岗区至诚社会工作服务中心社工。

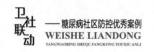

2. 性格与情绪

服务对象原来性格开朗，但自被确诊患上糖尿病后，心理压力骤增。服务对象及其配偶以前均为农民，迁徙至深圳市后，二人失去原有经济来源。尽管有 4 名子女承担赡养之责，但服务对象仍然担心自身疾病可能会加重子女的经济负担。

3. 社交情况

服务对象在日常接送孙女的过程中，与小区内的邻居有一定程度的社交互动，但由于各自事务繁忙，这种互动频率较低。

二、问题分析

美国社会工作学者凯罗·B. 吉门思（Carel B. Germain）和艾利克斯·基特曼恩（Alex Gitterman）在原有的生态系统理论的基础上提出了生活模式理论的逻辑框架，指出社会工作服务应当回到人们的日常生活中，按照生活原本的样子进行总结，关注人们在成长经历中面临的各种生活挑战。在生活模式理论看来，个人与环境处在相互转换的过程中，有时两者相互适应，有时两者之间出现冲突或对抗。个人与环境之间不顺利的相互适应会给个人和环境造成损害，尤其是当个人面临生病、离婚、工作调动、社会隔离、死亡等事件时，都容易产生负面情绪，感到外在环境的过高要求，生活模式理论称之为压力事件。生活模式理论认为个人是否感受到压力取决于其对压力事件的看法，如果认为自己有能力应对，压力事件就是挑战，反之则是威胁，从而引发担忧、恐惧和失望等负面情绪。

在本案例中，服务对象患有 2 型糖尿病（压力事件）。自被确诊以来，服务对象一直担忧其病情可能会给子女带来额外的负担。虽然已经努力调整饮食习惯，但血糖控制仍不稳定，个人应对压力事件的能力不足。经过综合分析，服务对象主要面临以下问题和需求。

（一）承受较大的心理压力，有情绪疏导的需求

服务对象患病后感到十分困惑和不安，承受着较大的心理压力。除与长子同住外，其他子女仅每月或更长时间才来看望一次，这使得服务对象在一定程度上感到缺乏家人的关心和支持。服务对象与其配偶原来均为普通农民，来到深圳市后没有稳定的经济来源，虽然有 4 个子女负责赡养，但仍十分担

心患病会给子女带来经济负担，这进一步加重了其心理压力。

（二）对糖尿病存在认知误区，有知识普及的需求

服务对象对糖尿病存在认知误区，错误地认为糖尿病是肥胖人群才会得的疾病。此外，服务对象家人对糖尿病的了解同样有限，不知道该如何支持服务对象加强糖尿病的自我管理。因此，需要加强对服务对象及其家人的糖尿病知识宣传，提高他们的疾病认知水平，促进服务对象正确应对糖尿病并减少引起并发症的可能。

（三）缺乏糖尿病自我管理能力，有学习糖尿病管理技能的需求

服务对象缺乏有效的糖尿病自我管理能力，尽管已经尝试调整饮食习惯，但血糖控制仍然不理想。此外，服务对象还需要学习血糖监测、药物管理以及应对可能出现的糖尿病并发症等方面的知识和技能。

（四）社交活动有限，有拓展社交圈的需求

服务对象的社交活动主要局限于小区邻居和接送孙女的过程中。生活模式理论认为"互助"十分重要，能够把具有相同或相似经历的服务对象联结起来，使专业服务的范围由部分服务对象扩展到同类型的其他服务对象，形成相互帮助、相互扶持的同伴支持，从个人增能延伸到集体增能，提升个人改善环境的能力。因此，服务对象有拓展社交圈、建立同伴支持的需求。

综上所述，服务对象在心理健康、糖尿病认知、自我管理能力及社交活动等方面存在明显的需求。社工可以运用生活模式理论，从服务对象的日常生活入手，关注其在应对疾病过程中面临的压力和挑战，为其提供包括情绪支持、心理疏导、知识普及和社交支持等在内的多元化服务。同时，社工还应与服务对象的家庭成员进行沟通，提升他们对糖尿病的认识并加大他们对服务对象糖尿病自我管理的支持力度，共同协助服务对象更好地应对生活挑战。

三、服务计划

（一）服务目标

根据服务对象的实际情况和需求，制订以下服务目标。

1.通过定期探访、倾听服务对象的心声、提供情绪支持和心理疏导等方式，帮助服务对象减轻心理压力，提升情绪管理能力。

2.通过医社联动组织糖尿病知识讲座、发放宣传资料等方式，向服务对象及其家人普及糖尿病的核心知识，包括病因、症状、治疗方法、饮食调控等，提高服务对象及其家人对糖尿病的认知水平以及对糖尿病管理的重视程度。

3.协助服务对象制订个性化的饮食计划和运动计划等，指导其进行血糖监测和药物管理，提升其糖尿病自我管理能力。

4.鼓励服务对象参加糖尿病患者自我管理小组，拓展服务对象的社交圈，建立同伴支持，促进服务对象与其他糖尿病患者交流经验，共同提升自我管理能力。

（二）服务策略

1.通过入户探访，宣传糖尿病相关知识，与服务对象建立相互信任的关系，并与服务对象商讨制订服务计划，充分尊重服务对象的意愿和选择，帮助其合理控制血糖。

2.通过邀请服务对象参加糖尿病患者自我管理小组，让服务对象学习糖尿病知识，掌握自我管理的方法和技能，促进服务对象与家庭医生建立联系。

3.通过家庭探访，鼓励服务对象表达自己的顾虑和想法，促进服务对象与家人的沟通交流，提升服务对象的家人对服务对象健康的重视，减少服务对象的内心顾虑。

4.通过链接相关政策资源及社区志愿者资源，建立糖尿病病友邻里互助小组，减轻服务对象的心理压力及病耻感。

四、介入过程

第一阶段：建立专业关系，了解服务对象健康状况及需求

社工在日常工作中了解到，服务对象不仅患有糖尿病，同时还患有下肢静脉曲张，双重疾病给服务对象带来了沉重的负担。据服务对象描述，在确诊下肢静脉曲张时，医生便建议进行手术治疗。3年前，服务对象又被确诊患有2型糖尿病，这无疑给他的生活带来了更大的困扰和挑战。面对上述疾病，服务对象情绪低落、闷闷不乐，这对疾病的治疗与管理都产生了不良影响。社工深知服务对象不仅需要医疗上的援助，也需要情感上的关怀和支持。

在探访的过程中，社工运用了倾听和积极关注的谈话技巧，让服务对象感受到来自社工的陪伴和支持。社工认真聆听服务对象的诉求和困惑，用温暖的话语给予鼓励和安慰，帮助他调整低落的情绪，重拾生活的信心和勇气。通过多次探访和交流，社工逐渐与服务对象建立起相互信任的专业关系。在这个过程中，社工的角色不仅是服务者，更是陪伴者和支持者。社工用专业的知识和技能，为服务对象带来希望和力量，让服务对象在面对疾病和困境时，能够更加坚强和勇敢。

第二阶段：促进医社联动，实现资源的优化配置与高效整合

在此阶段，社工充当着资源链接者的角色，协调社区内的社康机构医生资源，与社区公益健康诊所的医生志愿者紧密合作，共同为服务对象提供专业咨询、健康指导以及血糖检测等服务。医社联动模式确保了服务对象能够在最短的时间内得到最有效的医疗支持，实现了资源的优化配置和服务的高效整合。

第三阶段：提供知识普及，提升服务对象对糖尿病的科学认知

社工与服务对象深入讨论了糖尿病患者的自我管理知识。社工详细介绍了"五驾马车"知识，包括糖尿病知识教育、合理运动、饮食调整、血糖监测和药物治疗。鉴于服务对象偏好面食的饮食习惯，社工联合社康机构医生积极与服务对象及其家人沟通，共同为其制订更为科学合理的饮食计划。在此阶段的服务中，社工还注重培养服务对象的自我学习能力，帮助其认识到饮食和运动在糖尿病管理中的重要性，以及血糖控制不佳对身体健康的潜在危害。通过上述措施，服务对象对糖尿病的管理有了更加清晰的认识。

第四阶段：建立同伴支持，关注服务对象的人际交往与社会融入

在此阶段，社工更加注重服务对象的人际交往和社会融入。为减轻服务对象的孤独感和心理压力，社工鼓励其参加社区糖尿病患者自我管理小组，通过小组学习、组员互动以及课堂作业等多种方式，引导其更加深入地掌握糖尿病相关知识和自我管理技巧。在小组活动中，服务对象能积极与其他组员分享经验、交流心得，共同面对生活的挑战。通过与其他糖尿病患者的互动，服务对象拓展了自己的社交圈，获得了同伴支持和理解，这些收获能够帮助服务对象更好地应对疾病，提升自我管理能力。

第五阶段：改善家庭系统，协助服务对象获得家庭支持

经过持续跟进与观察，服务对象已逐渐提升了对自身健康的重视程度。

然而，在药物治疗过程中，服务对象内心仍存有一定的疑虑与矛盾，担心治疗效果不佳，既耗费金钱，又给子女增添额外的负担。同时，服务对象的配偶身体状况亦欠佳，但为了帮助服务对象控制糖尿病，坚持亲手为服务对象准备饮食，服务对象不愿让配偶过度劳累，经常为此感到不安。

针对这一情况，社工采取了积极的措施。首先，通过走访和组织家庭会议的方式，鼓励服务对象的家庭成员充分表达自己的看法和感受，从而增强了家庭系统的凝聚力，争取了家庭成员的支持。其次，社工督促服务对象加强在科学饮食和运动方面的学习，引导其建立健康的生活习惯。社工还鼓励服务对象的家庭成员对服务对象的努力与成果给予肯定，使其健康行为得以持续和巩固。

在多次的跟进走访中，社工发现服务对象的配偶始终亲手为服务对象准备饮食，体现出关爱之情。此外，服务对象的子女会每天通过发信息或视频通话的方式关心服务对象的健康状况，在深圳市其他区工作的儿女会经常前来探望。这些来自家庭的关爱与支持使服务对象深感温暖，不再为治病花费和给家人带来负担而纠结，情绪状态相较于服务开展前有了显著的改善。

五、案例评估

（一）评估方法

1. 目标达到情况评估：通过对比服务开展前后服务对象的健康状况、心理状态、社交融入等方面的变化，评估目标是否达到。

2. 服务对象满意度评估：通过与服务对象进行面对面交流，了解其对服务方案的接受程度、满意度以及改进建议。

3. 社工自我评估：社工根据服务过程中的记录、反思和总结，评估自己在专业知识、技能运用、服务态度等方面的表现。

（二）评估内容

1. 目标达到情况：经过4个月的个案服务，服务对象的糖尿病自我管理能力得到显著提高，血糖值基本稳定在正常范围内。服务对象的心理状态得到显著改善，不再时常感到低落和闷闷不乐。服务对象与家人之间的关系也更加和谐，家庭支持系统得到加强。服务对象成功加入了社区糖尿病患者自我管理小组，与其他糖尿病患者建立了良好的同伴支持关系。

2.服务对象满意度：通过与服务对象的交流，得知其对服务方案非常满意。服务对象专程送锦旗到社区党群服务中心，表示目前身体康健、子女孝顺，对生活充满了希望，感谢工作团队提供的资源与帮助。

3.社工自我评估：在个案服务过程中，社工以服务对象的需求为出发点，运用倾听、同理心、陪伴等技巧，为服务对象提供积极的关注和心理支持，有效疏导了其负面情绪。同时，社工积极链接医生、医疗机构及社区志愿者资源，让服务对象得到专业的指导，搭建起服务对象与家人之间的沟通交流平台，增强了服务对象对控制血糖的信心。

六、结案

经过 4 个月的个案跟进服务，社工协助服务对象提升了其糖尿病自我管理能力，并协助其获得了家人的关注和支持。服务对象通过学习糖尿病相关知识，认识到高血糖对身体的危害，进而加强了对自我健康的管理，做到遵医嘱服药、注重饮食多元化、增加运动时长，空腹血糖基本稳定在 6.0mmol/L 左右，血糖控制良好。

七、专业反思

在本次个案服务中，社工通过运用生活模式理论，以服务对象的生活环境和个人经历为切入点，深入了解其糖尿病管理问题的根源。通过与服务对象及其家人的深入沟通和交流，社工制订了个性化的服务方案，协助服务对象调整生活模式，提高糖尿病自我管理能力。医生与社工之间的合作，也为服务对象提供了有力的专业支持。社工与医生协作跟进服务对象健康情况，并协助服务对象控制血糖。医生主要为服务对象提供专业的饮食、运动、用药等指导；社工则在医生提供建议的基础上，增加对服务对象的探访频次，跟进控糖过程，进一步提升了糖尿病管理效能。

然而，在服务过程中，社工也遇到了一些挑战。首先，服务对象在面对疾病时存在一定的心理障碍，需要社工花费更多的时间和精力进行心理疏导；其次，服务对象的家庭成员之间的沟通和理解存在一定的障碍，需要社工进行积极的调解和协调；最后，社工在资源链接和协调方面存在一定不足，需要进一步提高服务效率和质量。

　　针对以上问题，社工需要在未来的工作中注意以下几个方面：一是提高心理疏导能力，以更好地帮助服务对象应对因患病带来的心理压力；二是提高家庭沟通和协调能力，以促进服务对象的家庭成员之间的理解和支持；三是提高资源链接和协调能力，以确保服务对象能够及时获得所需的资源和帮助；四是需要不断学习，提高自己的专业知识和技能水平，以更好地满足服务对象的需求。

督导评语（向琴）

　　本案例展示了社工在糖尿病患者自我管理个案中的专业实践与成效。社工通过深入了解服务对象的生活模式，结合家庭系统的特点，制订个性化的服务方案。在服务过程中，社工不仅关注服务对象的身体状况，还注重其心理需求，通过心理疏导和家庭沟通协调，有效提升了服务对象的自我管理能力和家庭支持系统的效能。此外，社工在链接医疗资源方面也做得非常出色，为服务对象提供了全方位的专业支持。

　　本案例的亮点在于社工对生活模式理论的运用和医社联动的实践探索。通过运用生活模式理论，社工深入分析了服务对象问题的根源，为服务提供了明确的方向。而医社联动的方式则有效促进了医疗资源和社会服务资源的整合，提升了服务效率。总之，本案例展现了社工在糖尿病患者自我管理个案中的专业能力和实践经验，为类似案例提供了有益的借鉴和参考。

伴"糖"前行

——社会学习理论在服务社区糖尿病患者实践中的运用

王恩艳　冯　瑶 [①]

一、案例背景

（一）基本资料

芳姨，女，69岁，上海人。

（二）个案背景资料

服务对象退休前一直在工厂工作，45岁体检时发现血糖值偏高，后经专科医生确诊患有2型糖尿病。服务对象选择通过饮食调整来控制血糖，而非启动药物治疗。然而，随着年龄的增长，服务对象在饮食控制上的自律性逐渐降低，且同时患有哮喘导致其运动相对较少。服务对象50岁时，由于血糖控制不理想，其在医生的建议下开始服用二甲双胍，但在饮食方面未加以控制。服务对象55岁时，由于血糖控制依然不理想，医生为其增加了格列齐特，但是控制效果仍不理想，服务对象出现眼底充血和白内障等眼部疾病。

二、问题分析

（一）健康问题

服务对象患糖尿病已有24年。尽管其曾尝试通过饮食调整来控制血糖，

---

① 王恩艳，时任深圳市社联社工服务中心社工；冯瑶，时任深圳市社联社工服务中心社工。

但随着时间推移，其自律性逐渐降低，导致血糖控制效果不佳。此外，服务对象还患有哮喘，导致其运动相对较少，不能获得由运动带来的健康收益。接受社工服务前，服务对象已出现眼底充血和白内障等眼部疾病，如果不加以控制，病情可能进一步恶化。

（二）社会支持问题

服务对象与配偶共同居住，育有一子一女，子女均已成家，日常陪伴时间有限。虽然女儿每晚都会来家与服务对象共进晚餐，但交流较少，餐后即返回自己家中，服务对象自觉缺乏家人足够的陪伴。这种孤独感可能对服务对象的心理健康产生负面影响，进而影响其糖尿病自我管理。

（三）认知和行为问题

服务对象在糖尿病管理方面存在认知不足和健康行为依从性低等问题。服务对象缺乏对糖尿病及其并发症的深入了解，未能掌握饮食控制的方法与技巧，缺乏足够的动力来保持饮食控制，从而导致其无法有效地控制血糖。

三、服务计划

（一）服务目标

缓解服务对象因患糖尿病带来的负面情绪，邀请服务对象参加糖尿病患者自我管理小组以学习正确管理糖尿病的知识，从而学会如何合理安排饮食以及如何选择适合自己的运动。

（二）介入策略

社会学习理论详细阐释了个体如何在社会环境中通过学习来塑造和发展其个性的理论，涉及个体为满足社会需要而掌握相关的社会知识、积累经验、理解行为规范，以及掌握相关技能。该理论强调，人们通过观察和模仿他人的行为来达到个人行为的改变，从而以实际体验的方式不断积累生活智慧。

社工邀请服务对象加入糖尿病患者自我管理小组，学习糖尿病自我管理知识，掌握正确的饮食方式和一分钟有氧运动方法。同时，引导服务对象坚持定期检测血糖，持续监测血糖的变化情况，为家庭医生了解服务对象病情提供参考。具体操作策略如下。

1.了解服务对象的饮食习惯和心理状态，和服务对象建立专业关系，签订服务协议，共同制定服务目标。

2.邀请服务对象参加糖尿病患者自我管理小组，邀请社康机构医生分享糖尿病患者自我管理知识并解答患者问题。小组活动结束后，社工协同服务对象回顾并梳理所学到的糖尿病相关知识，了解服务对象参加小组学习后对糖尿病认识的改变。

3.深入了解服务对象日常饮食习惯，与服务对象共同制订饮食计划，让服务对象掌握合理饮食的注意事项；了解服务对象运动方式等其他生活习惯，让服务对象学会开展适合自身情况的有氧运动。

4.提升服务对象对血糖监测重要性的认识，邀请服务对象到社康机构签约家庭医生，定期为服务对象检测血糖，培养服务对象记录血糖水平的习惯，鼓励服务对象在社康机构就诊时向其家庭医生展示血糖记录，促进家庭医生对服务对象糖尿病病情的了解。

5.以社会学习理论为基础，运用社会工作专业技巧和方法缓解服务对象的负面情绪，增强其对糖尿病自我管理的信心。

四、介入过程

（一）建立专业关系，收集资料及预估问题

社工首先运用聆听、同理心等社会工作专业技巧收集服务对象的基本情况，了解服务对象的现状。社工基于服务对象自决原则向服务对象征询是否接受社工个案服务，服务对象表示愿意并签订服务协议。在此过程中，社工展现出真诚和尊重的态度，让服务对象感受到自己的选择被尊重和理解。社工采用了绘画这一非语言沟通方式以更好地评估服务对象的心理状态和应对问题的方式。通过绘画，社工发现服务对象在面对问题时，能够以积极的心态去解决。这种积极的心态对于后续的个案服务至关重要，有助于社工与服务对象共同面对挑战，寻找解决问题的方法。在建立了良好的沟通和信任关系后，社工与服务对象开始商讨服务目标。

（二）邀请服务对象参加糖尿病患者自我管理小组活动

在与服务对象深入交流的过程中，社工获悉其患糖尿病已有24年，长期的血糖控制令其感到疲惫，尽管有时能够较好地控制血糖，但由于饮食习惯的原因，其大部分时间血糖仍然偏高，而且眼部出现了相关症状。

社工在倾听服务对象的叙述后，及时给予回应，表达同理心。随后，社工向服务对象介绍了社工与医生即将联合开展的糖尿病患者自我管理小组。该小组将协助糖尿病患者正确认识疾病、掌握饮食和运动管理技巧。小组活动中还将有家庭医生分享糖尿病患者自我管理的专业知识与成功管理糖尿病的经验。社工邀请服务对象参加小组活动，服务对象对此表示了积极参与的意愿。

经过前三节小组学习，服务对象对糖尿病有了全新的认识。她了解到，尽管糖尿病是一种慢性疾病，但通过科学管理，患者仍然可以过上丰富多彩的健康生活。服务对象意识到改变饮食习惯的必要性，学习了如何采用科学的方式调整饮食，并将喜爱的食物通过合理搭配纳入日常饮食中。此外，服务对象还掌握了一分钟有氧运动的开展方式，这种简单易行的运动对血糖控制具有积极作用。

通过将学到的知识付诸实践，服务对象的血糖逐渐稳定，心态也变得乐观和平稳，每次参加小组活动时都面带笑容，展现出积极的生活态度。

（三）协助服务对象养成良好的饮食习惯和运动习惯

通过深入沟通，社工了解到服务对象的饮食习惯和运动状况。在饮食方面，服务对象有时会将隔夜米饭和青菜作为早餐。在运动方面，服务对象每天早上都会外出买菜，并在晚饭后到公园散步一个半小时，但有时因故未能坚持。社工指出，隔夜的食物可能对健康造成不利影响，建议晚餐减少烹饪量，避免剩饭剩菜，同时鼓励服务对象根据在小组活动中学到的合理膳食原则合理安排一日三餐的食物摄入；若当天无法外出散步，可在家中进行医生推荐的一分钟有氧运动，以保持适当运动量。

在服务期间，社工定期随访服务对象的饮食与运动情况。服务对象表示在饮食方面已有明显改进：早餐注意营养均衡，学会了搭配麦片等方式；晚餐减少烹饪量，以避免剩余食物；用餐时，自觉地将自己的食物盛放在专用盘子中，以控制每餐的摄入量。在运动方面，因近期天气变冷等原因减少了外出运动。

社工认真聆听服务对象的叙述，并给予积极的回应。社工对服务对象在饮食方面的改进表示了肯定，并鼓励其尝试更加多样化的早餐搭配。在运动方面，社工建议服务对象可以在家中进行一分钟有氧运动，或选择在较温暖的中午下楼散步，从而保持良好的运动习惯。

通过对服务对象饮食和运动的了解，社工及时给予积极建议，并在随访服务期间不断沟通、指导和鼓励，强化服务对象在饮食和运动方面自我管理行为的形成。

（四）协助服务对象养成定期测量血糖的习惯

社工注意到服务对象忽视监测自身血糖的情况。服务对象认为只要坚持规律服药，就不用定期测量血糖。社工强调了日常饮食习惯等对血糖控制的重要性，引导患者减少或避免高糖食物的摄入。服务对象表达了对自行测量血糖的顾虑，尤其是对采血过程感到担忧。针对这一情况，社工与服务对象商定，每周二由社工为其测量血糖，由服务对象记录测量结果，从而帮助服务对象更好地进行血糖监测。服务对象对此表示理解，并承诺每周将按时前来测量血糖并做好记录。

在服务期间，社工在约定时间为服务对象测量空腹血糖，并告知服务对象检测结果，指导其做好记录。社工进一步向服务对象强调，除遵医嘱服药外，还需在饮食和运动方面加以注意。服务对象表示，会将血糖检测结果提供给社康机构医生，同时亦会在复诊时现场测量血糖。医生则可将现场血糖检测结果与服务对象自测血糖结果进行对比，从而更准确地评估病情并据此制订或调整治疗方案。

（五）顺利结案，回访跟进

社工与服务对象约定家访，服务对象热诚相待。社工首先关注服务对象近期的饮食及运动状况。服务对象表示目前已注重三餐总量控制，合理搭配粗粮，适量摄入水果，遵循在糖尿病患者自我管理小组所学的饮食原则。运动方面，因天气转好，服务对象坚持每日外出运动一小时或在家中锻炼。社工对服务对象的改变表示肯定，认为其在饮食方面的实践值得赞扬。服务对象的血糖水平得到有效控制，空腹血糖值为 7.1mmol/L，餐后血糖值为

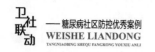

9.7mmol/L。此次个案服务告一段落，社工鼓励服务对象继续保持健康饮食和适量运动，并告知后续回访计划。

五、案例评估

（一）评估方法及评估内容

1. 评估方法

根据个案情况，采用问卷法和观察法进行评估。

2. 评估内容

①邀请服务对象填写《个案意见评估表》，了解其对社工本次服务的满意情况和问题的解决情况，了解目标达到情况。

②观察法评估：通过观察服务对象两个月以来的变化，对服务对象接受个案服务后的情绪变化、对糖尿病正确认识程度以及是否养成定期测量血糖值的习惯进行深入了解和评估。

（二）目标达到情况

本案例跟进时段为 2021 年 10 月—2021 年 11 月，共提供个案面谈服务 5 次，2021 年 10 月 21 日起每周定时为服务对象测量血糖。

1. 问卷法评估：根据服务对象填写的《个案意见评估表》结果，服务对象对社工的服务非常满意。通过参加糖尿病患者自我管理小组活动，服务对象学会了饮食的安排和蔬菜的等量交换等知识，对养成良好生活习惯充满信心。总体目标达到情况良好。

2. 观察法评估：经过两个月的观察，服务对象从最初提及自身血糖控制情况时情绪低落，认为控制好血糖是一件非常困难的事情，到后期参加糖尿病患者自我管理小组学习糖尿病相关知识和一分钟有氧运动的开展，养成了良好的饮食习惯，每次看到社工都是面带笑容，进步显著。服务对象认识到测量血糖的重要性，可以坚持按时测量血糖并记录血糖值，定期到社康机构复诊，养成了良好的自我管理习惯。

六、结案

在为期近两个月的服务跟进中，服务对象展现出了明显的正向改变，从对糖尿病管理充满迷茫和挫败感，到掌握了自我管理的相关技巧，树立了控制血糖的信心。基于目标达到情况的评估，以及与服务对象的深入交流，针对本案的服务内容进行了结案。具体结案处理方式如下：一是在结案会谈中，社工与服务对象一起回顾了她在糖尿病自我管理小组中的学习成果，包括她如何调整饮食习惯、掌握适合哮喘的有氧运动，以及如何养成定期测量并记录血糖数值的习惯。社工对她的努力和进步进行了肯定，并强调了她对自我健康的负责态度；二是社工再次强调了自我管理的重要性，包括饮食控制、规律运动和定期血糖监测。社工鼓励服务对象将所学的知识与技能持续应用于日常生活中，强调了持续性对于疾病管理的关键作用。三是建立后续支持网络。为了确保服务对象在结案后仍能得到必要的支持，社工介绍了社区内的资源和服务，包括健康讲座、运动课程和健康咨询服务，鼓励她加入社区的糖尿病支持小组，与其他患者分享经验和挑战，以获得持续的鼓励和信息交流。最后，社工和服务对象一起完成了结案报告，详细记录了服务过程、目标达到情况、服务对象的反馈以及未来的支持计划。

七、专业反思

（一）以服务对象为中心，尊重服务对象的自主性和参与性

在本案例中，社工采用以服务对象为中心的服务模式，充分尊重其自主性和参与性。通过与服务对象共同制订服务计划，社工不仅提供了专业的指导和帮助，还激发了服务对象的自我管理和自我改善的动力，在提升服务对象生活质量、增强其自我管理能力方面取得了显著成效。

（二）服务手法使用应注重个体的差异性

在服务过程中，社工采用了多种服务手法，如定期面谈、血糖测量、饮食和运动指导等。这些手法在帮助服务对象控制血糖、养成良好生活习惯方面发挥了重要作用。然而，不同服务手法的效果可能因个体差异而异。因此，在未来的服务中，需要根据服务对象的实际情况和需求，灵活调整服务手法，以确保服务效果的最大化。同时，还应关注服务手法的创新和发展，不断探索更加有效、便捷的服务方式。

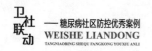

督导评语（杨婷婷）

在个案服务过程中，社工展现了高度的专业素养和服务能力，能够灵活运用各种服务手法为服务对象提供个性化的服务，而且在服务过程中始终坚持以服务对象为中心，充分尊重服务对象的自主性和参与性，体现了其对专业价值观的深度理解。通过本案例的跟进服务，可以看到服务对象的显著改变，这些改变不仅有助于控制血糖，还提高了服务对象的生活质量，充分说明了社工在服务过程中的专业性和有效性。

在个案服务过程中，社工始终保持真诚、耐心的服务态度，认真倾听服务对象的诉求和困惑，并给予积极的、及时的回应和建议。社工还积极与服务对象建立信任关系，为服务对象提供了情感支持和心理慰藉。这种真诚、专业的服务态度不仅赢得了服务对象的信任和认同，也为整个案例服务的成功打下了坚实基础。

社工助力，点亮抗糖之路

——以一名老年糖友控糖的个案实践为例

林　毅　林莲英[①]

一、案例背景

（一）基本资料

刘某，女，60岁，辽宁人。

（二）个案背景资料

服务对象退休后随子女来深圳市生活已5年，因表现出糖尿病"三多一少"典型症状而去医院就诊，随后被确诊患有2型糖尿病，至今病程已达3年。服务对象自述其母亲患有糖尿病，具有糖尿病家族史；喜好面食且饭量大，平时缺乏运动，导致体质指数（BMI）达到28.4kg/m²，属于肥胖范畴。目前，服务对象空腹血糖值通常超过7mmol/L，餐后血糖值平均超过13mmol/L，有时甚至达到16mmol/L，血糖控制不佳。除服用二甲双胍降糖外，服务对象还因患有高血压和高脂血症而服用降压药和降血脂药。

二、问题分析

服务对象已在社康机构签约家庭医生，享受政府提供的慢性病健康管理服务（包括免费的血糖检测、健康指导、健康体检等），因参加社工组织的糖

---

① 林毅，时任深圳市龙岗区春暖社工服务中心初级督导；林莲英，深圳市社福社会工作督导与评测发展中心医务总督导。

173

尿病患者自我管理小组而对自己的疾病有了更深的了解，并希望社工能够协助其做好糖尿病的自我管理，预防糖尿病并发症的发生。经过社工的评估，服务对象在糖尿病自我管理上主要存在以下几个问题。

（一）在糖尿病知识方面

服务对象对糖尿病的认知水平较低，对糖尿病的成因、并发症等知识了解不足，未能认识到糖尿病自我管理的重要性。服务对象患病 3 年多来，一直服用药物，但缺乏对疾病全面和科学的认知，容易听信网络视频以及街边广告上的信息，在没有咨询医生专业建议的情况下，尝试他人推荐的药物，血糖值一直偏高。因同时患有高血压和高脂血症，情绪上也比较焦虑。

（二）在饮食管理方面

服务对象自觉难以改变多年以来形成的饮食习惯，缺乏合理膳食的自我管理能力，不知道如何吃、吃多少，在食物种类和摄入量上一直缺乏控制，曾出现过几次低血糖的急性发作。

（三）在运动管理方面

服务对象对运动的重要性认识不足，平时会在晚饭后散步一个小时，但未想过增加运动的强度。

（四）在血糖监测方面

服务对象没有形成规律的血糖监测习惯，仅在偶尔想起或感到不适时才测量血糖，没有记录血糖测量结果的习惯。

三、服务计划

根据服务对象的血糖控制情况及糖尿病自我管理"五驾马车"知识的实际情况，社工与服务对象商定并签订个案服务协议，计划从加强糖尿病知识学习、饮食管理、运动管理及血糖监测四个方面来提升服务对象的自我管理能力。

（一）在糖尿病知识学习方面

从专业的角度向服务对象讲解什么是糖尿病，为什么糖尿病患者在逐年增加，糖尿病的类型、症状，目前诊断与治疗的主要方法以及患者本人、亲属朋友应该掌握的糖尿病管理知识。在讲解方式上，使用通俗易懂的话语以及贴近生活的例子，让服务对象能够理解、消化糖尿病相关知识。

（二）在饮食管理方面

帮助服务对象学习并了解什么是糖尿病患者的饮食治疗以及饮食治疗的一般原则，并根据服务对象的身高、体重和劳动强度情况，计算其每日饮食量，并转换成生活中常见的食物量，通过食物秤帮助其了解每份食物的重量，结合服务对象的饮食习惯、用餐规律确定个性化的饮食计划，包括吃什么、吃多少、什么时候吃、用什么烹饪方法等。

（三）在运动管理方面

为服务对象讲解运动带给身体的益处，并让其了解运动前的准备和运动方式、强度、频率、时间，根据服务对象的体力、时间和可调用的资源，协助服务对象设计适合的运动计划，并鼓励其观察、感受运动带来的改变，从而养成良好的运动习惯。

（四）在血糖监测方面

指导服务对象正确、规范地测量血糖，并在监测频率、记录方法上给予科学的建议，将血糖监测与饮食、运动情况结合起来进行记录，让服务对象通过定期、规律的监测掌握自己血糖的变化，增强管理糖尿病的信心。

四、介入过程

（一）在糖尿病知识学习方面

社工通过邀请服务对象持续参加社康机构糖尿病知识讲座和社工组织的糖尿病患者自我管理小组、邀请其他糖友分享自我管理糖尿病的经验、赠送《糖尿病自我管理知识手册》、组织讨论糖尿病常见认识误区、鼓励服务对象加强与家庭医生沟通等方式增强服务对象对糖尿病知识的科学认识。服务对象掌握了获取糖尿病知识的渠道，不再轻信网络和街边广告的糖尿病药物宣传，能够正确认识糖尿病患者自我管理的重要性。

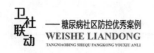

（二）在饮食管理方面

在糖尿病患者自我管理小组活动中，服务对象学习了糖尿病患者饮食管理的相关技巧，了解了自己每天适宜摄入的食物总量并掌握了食物交换份的基本原则，逐渐改变了以米、面为主食且食量较大的饮食习惯，实现了饮食的多元化和营养均衡。服务对象表示，目前已经能够适当搭配杂粮作为主食，同时增加了蔬菜的摄入；在烹饪方式上，以清蒸和清炒为主，减少了油、盐的摄入；外出时随身会携带面包、饼干和牛奶等，避免低血糖的发生。总体而言，服务对象已在科学管理饮食方面取得显著进步。在家人及社工的支持与协助下养成了良好的饮食习惯。

（三）在运动管理方面

除保持晚饭后散步的习惯外，服务对象结合自己的年龄、运动喜好及生活习惯，学会了八段锦，目前能够通过练习八段锦加强自身运动。同时其家人也会监督提醒，协助其养成良好的运动习惯。

（四）在血糖监测方面

社工向服务对象介绍血糖监测及记录的重要性，帮助服务对象正确认识血糖监测；同时，社工引导服务对象在复诊时向家庭医生展示血糖监测结果，以方便医生更好地了解服务对象病情并能根据情况作出是否需要调整用药方案的决定。此外，社工通过三天记录表帮助服务对象分析饮食、运动与血糖的关系，使服务对象了解饮食及运动管理对于血糖控制的重要性。

（五）在情绪管理方面

在个案服务过程中，因受新冠疫情防控影响，服务对象外出频次减少，对饮食和运动习惯的维持产生影响，导致血糖出现波动。在此期间，服务对象的弟弟在老家去世，对服务对象造成较大的情绪冲击，引发了失眠、食欲不振等问题。社工通过电话和微信多次为服务对象提供情绪支持与安抚，加上服务对象家人的陪伴和照顾，服务对象逐渐接受失去亲人的现实，生活状态逐渐步入正轨，饮食和运动管理也恢复正常，血糖值得到稳定控制。

五、案例评估

通过 3 个月的个案干预以及使用《糖尿病患者自我管理行为量表》对服务对象服务前后饮食、运动、血糖监测、足部护理、用药情况 5 个维度（总分 35 分）进行测评对比，发现服务对象的后测分值达到 33 分，与前测分值 23 分相比提高了 10 分，提示服务对象在糖尿病自我管理方面有显著进步，达到个案的目标并进行结案。

六、结案

在后期回访中，社工发现服务对象情绪状况良好，并能根据从社康机构医生、糖尿病患者自我管理小组中学习到的知识对饮食习惯进行调整，更加注重清淡饮食并控制了每餐食物的摄入量。此外，服务对象还养成了每日散步及做八段锦的良好运动习惯以及定期监测血糖的习惯。服务对象表示，在医生、社工的帮助下，学习到了很多糖尿病自我管理知识，血糖基本稳定。服务对象对自己当前的生活状态感到满意，也表示愿意向更多糖友分享自己的糖尿病自我管理经验。

七、专业反思

（一）结合服务对象特点开展服务

在本案例中，社工与服务对象初步建立联系，运用专业的知识取得服务对象的信任；结合服务对象的年龄、思维特点进行自我管理知识的讲解，让服务对象易于理解和接受。社工考虑到服务对象年纪大、记性不好的特点，将学习资料用大号字体打印，并突出标注重点内容，方便服务对象阅读和记忆。在介绍医学术语时，以生动的示例，用老年人易于理解的方式帮助服务对象加深对知识的印象，并提高其对疾病管理的重视程度。

（二）注意个案中的突发因素

在个案的介入过程中，服务对象所在的小区楼栋因新冠疫情防控需要封闭管理，社工不能按原计划进行家访。社工及时调整介入策略，通过微信信息、语音、视频等方式与服务对象联系，了解服务对象的身体状况。在了解到服务对象因弟弟去世出现失眠、食欲不振等症状以及血糖控制不达标的情况后，社工对其进行了情绪上的安抚，让服务对象学会接受现实，保重自己的身体，同时及时与服务对象的家庭医生联系，请家庭医生跟进服务对象的病情。

（三）社工在个案中的成长

在本案例中，社工与服务对象共同经历了 3 个月的成长过程。从专业知识的学习到与服务对象的讨论实践，随着服务成效逐渐显现，社工也逐渐积累了老年慢性病管理个案的经验，比如将晦涩难懂的专业医学知识用通俗易懂的语言和例子向文化程度不高的老年人进行讲解，用科学的疾病知识替代服务对象从网络上和街边查找的"偏方""秘籍"，教会老年人使用科学的记录量表等。这些经验不仅提升了社工的专业服务水平和能力，也为其未来更好地开展类似个案服务奠定了坚实基础。

督导评语（洪刚）

当前糖尿病的高发群体以中老年人为主。在本案例中，社工善用社区资源，聚焦老年人健康，主动介入社区老年慢性病服务，运用社会工作专业手法，以个性化的服务方式，为项目中的服务对象"把脉问诊"，协助服务对象从认知、态度到行为等方面积极应对糖尿病。在此过程中，从糖尿病知识、饮食、运动、监测等方面进行科学管理，促使服务对象血糖值的持续稳定；帮助服务对象积极调整心态、做到"与病为友"，亦提高了其晚年的生活质量。在此过程中，社工由浅到深地不断拓展服务对象对于疾病的认知，同时注重发挥从个体辅导到朋辈"同路人"支持的作用，帮助服务对象更好地获得疾病管理的技能和支持，体现了社工助人的专业方法。

养成好习惯　健康好身体

——社会工作在糖尿病患者自我管理中的应用

苗兰英 [①]

一、案例背景

（一）基本资料

余先生，男，46岁，湖北人。

（二）个案背景资料

服务对象余先生初中学历，身高167cm，体重69kg。为深圳市某花园小区的保安，喜欢喝酒，其母亲患有糖尿病（已过世）。6个月前，服务对象发现左手小拇指时不时有触电感，去医院检查被诊断患有2型糖尿病。医生为其开具了治疗药物，但服务对象并未遵循医嘱按时服用，认为服药对改善病情无益。社工通过交谈得知服务对象对糖尿病相关知识知之甚少，所以对身体症状及异常的检测指标等未给予足够的重视，在饮食和运动方面也未进行科学的管理。社工邀请服务对象参加糖尿病患者自我管理小组，其以与工作时间冲突为由没有参加。经过进一步沟通，社工决定以个案的形式为服务对象提供服务，协同服务对象管理糖尿病，以此加强服务对象的糖尿病自我管理意识。

---

① 苗兰英，深圳市龙岗区至诚社会工作服务中心社工。

二、问题分析

（一）问题分析与需求

服务对象独自一人在深圳市工作，社会支持网络相对缺乏，且日常工作时间较长，固定休息时间较少。业余时间会与同事一起喝白酒，自述每次饮酒量超过半斤。尽管服务对象曾自觉手指有异常症状，也曾在社康机构检查发现血脂异常，但未给予足够的重视，后在其姐姐的多次催促下才到医院检查，最终被确诊患有 2 型糖尿病。服务对象对治疗持消极态度，认为是在"浪费钱"。

1. 在糖尿病知识方面，服务对象对糖尿病知识的认知水平较低且存在认知错误，仅知道应该减少高糖食物的摄入。另外，服务对象虽知道其母亲患有糖尿病，且母亲在饮食上也注意少吃或不吃含糖量较高的食物，却未因此去了解糖尿病患者科学饮食的方法。

2. 在饮食管理方面，服务对象从事保安工作，宿舍里只有电磁炉，烹饪条件有限，所以多数情况下选择在外吃快餐，有时候晚上不吃饭或晚饭时喝酒，缺乏科学的饮食管理方法。

3. 在科学运动方面，服务对象工作时间较长，对科学运动的认识不足，认为每天走一万步即足以满足身体健康需求，未科学管理运动方式和运动时间。

4. 在血糖检测方面，服务对象较少检测血糖。其在医院进行的两次空腹血糖检测结果分别为 9.3mmol/L 和 9.6mmol/L。尽管服务对象偶尔也会在社康机构进行血糖检测，但并未形成定期检测血糖与记录血糖结果的习惯，故而在就诊时无法准确告知医生自己的血糖控制情况。

5. 在科学用药方面，服务对象在医院开具了治疗药物，但未按医嘱规律服药，想起来就吃，想不起来就不吃。服务对象对于用药存在非理性认知，认为自己还年轻，即使不吃药也不会有不良影响。

6. 在看待疾病心理方面，服务对象周围亦有同事患有糖尿病，但对糖尿病均不重视，认为不吃药也无关紧要，并认为这样可以节省开支，未意识到糖尿病及其并发症可能导致的严重后果。

（二）案例介入理论

社会学习理论认为，社会学习是个体为满足社会需要而掌握社会知识、经验和行为规范以及技能的过程。社会学习理论强调人们通过观察和模仿他人的行为就可获得改变，形成新的行为方式，以实际体验的形式，积累生活经验。社工了解到服务对象因无时间参加糖尿病患者自我管理小组，决定采取个案工作形式进行个别化学习。通过个别化学习使服务对象正确认识糖尿病，学会正确的饮食和运动方式；同时注重血糖监测并科学用药，让血糖值控制在达标范围内，预防并发症的发生，这对服务对象的身体和经济方面都有积极影响。

三、服务计划

根据服务对象日常的血糖水平及自我管理的情况进行分析，结合糖尿病患者自我管理方法，向其发放《糖尿病自我管理知识手册》，并商讨及签订个案服务协议，建立专业个案关系，计划从糖尿病基本知识的学习、饮食管理、运动管理、血糖监测、科学用药和信息沟通 6 个方面提升服务对象糖尿病科学管理能力。

（一）在糖尿病知识学习方面

社工邀请服务对象共同学习糖尿病专业知识，并指出对糖尿病的正确认知将有助于控制糖尿病及其并发症的发生、发展。通过分析周边糖尿病患者的案例，服务对象了解了什么是糖尿病以及糖尿病形成的原因，对糖尿病的认知得以提升。

（二）在饮食管理方面

社工与服务对象共同学习糖尿病患者的饮食指南，并指导服务对象在饮食管理方面要注意总量控制、荤素搭配、少油少盐，可以多吃富含纤维素的蔬菜，主食可以搭配粗粮和杂粮等。

（三）在运动管理方面

社工结合服务对象的工作、爱好及健康状况，与其探讨适宜的运动方式，并确定坚持跑步对其而言是较好的运动方式。社工向服务对象提供了关于跑步的时长和适宜跑步时段的建议，同时提醒其要警惕低血糖，跑步时密切关注自身状态，身体如有不适立即停止运动。

（四）在血糖监测方面

社工告知服务对象社区免费测量血压、血糖的服务时间和地点，建议服务对象定期测量血糖，并将血糖等情况记录在《糖尿病自我管理知识手册》上，以掌握自身血糖值的变化情况，并在就医时将血糖记录提供给医生做参考。

（五）在科学用药方面

帮助服务对象正确认识服用药物的必要性和科学性，感受服药后身体的状况，以便与医生沟通反馈。

（六）在信息沟通方面

协助服务对象了解医保政策及社区糖尿病健康管理的相关惠民政策，方便服务对象取药和就医。

四、介入过程

根据服务对象的时间安排，社工与服务对象协商将每次的服务时间定为45分钟，服务地点为社区党群服务中心个案服务室。服务对象每次需要携带档案袋及《糖尿病自我管理知识手册》。社工采用每次一个主题的方式对其进行一对一的辅导。为提升学习效果和效率，双方约定每周学习一次，并且在每次学习结束后布置相应的家庭作业，在下一次学习时讨论与巩固。

（一）在糖尿病知识学习方面

社工一对一为服务对象介绍糖尿病患者自我管理的相关知识，发放《糖尿病自我管理知识手册》。社工与服务对象探讨了糖尿病的常见认识误区，鼓励服务对象加强与社工、医生的沟通，加深服务对象对糖尿病的科学认识。

（二）在饮食管理方面

社工向服务对象介绍了糖尿病患者饮食管理原则。在社工的指导下，服务对象逐渐改变了以往大鱼大肉和主食以米、面为主的饮食习惯，并有意识地控制饮酒频率和饮酒量。通过学习糖尿病患者饮食原则、所需热量、一日饮食清单等内容，服务对象逐渐建立了规律的饮食习惯，实现了饮食多元化和营养均衡。服务对象表示，其目前在主食的选择上会注重粗细搭配，同时增加了蔬菜的摄入；在外卖饮食上，也以清蒸和清炒为主，减少油盐摄入。通过学习，服务对象自觉养成了良好的饮食习惯。

（三）在运动管理方面

服务对象结合自己的年龄及时间安排，对每日运动进行合理规划。除日常工作中的步行外，服务对象还养成每周至少进行 5 次中等强度运动的习惯。

（四）在血糖监测方面

社工向服务对象阐释了血糖监测及数值记录的重要性，引导服务对象重视血糖监测。服务对象了解到社区每周三提供血糖免费检测服务，承诺将定期在社区进行血糖检测并认真记录结果，同时注意观察饮食、运动和血糖水平之间的关系。

（五）在科学用药方面

社工通过指导服务对象进行血糖值记录，使得服务对象能够直观地观察到科学管理糖尿病后的血糖变化情况。在复诊时医生对其管理毅力给予了肯定，并根据血糖监测结果调整了药物。服务对象目前能够较好地按照医嘱服用药物，血糖得到稳定控制。

（六）在信息沟通方面

社工通过向社康机构咨询糖尿病惠民政策，了解到 2 型糖尿病患者在社康机构签约家庭医生后可以享受药物优惠政策，并且可以享受年度健康体检及季度健康管理服务等。社工将信息传递给服务对象，服务对象表示这些信息对其十分有益。

五、案例评估

通过两个月的个案干预及对服务对象血糖值对比，发现服务对象开展自我管理后血糖值有所降低并且日趋稳定。社工对服务对象使用前后评估的形

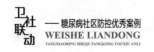

式测评服务成效。从问卷得分来看，服务对象在干预前后，在糖尿病知识、态度、行为上均有明显改变。在对糖尿病知识了解情况的评估中，前后测相较提高了 28 分，表现出了明显的提升；在对糖尿病管理的态度评估中，后测提高了 10 分，显示出态度的积极变化；在对糖尿病管理的行为评估中，后测得分较前测提高了 40 分，表明其行为有了明显改善。综合评估结果，个案服务效果显著，服务对象在知识、态度和行为层面均有明显提升和收获，服务成效良好。服务对象已经掌握了一定的糖尿病知识，并且能通过控制饮食和科学运动开展自我管理，签约了家庭医生，并能按医嘱要求规律服药。

六、结案

根据案例评估的结果可知，本个案设置的目标均已达到，社工与服务对象沟通后决定结案。在社工后期的回访中了解到，服务对象已能够定期进行血糖检测并记录数值，血糖控制情况良好，空腹血糖维持在 7.0mmol/L 左右。服务对象根据从社康机构医生处及糖尿病个案服务中学习到的知识，在饮食方面注意清淡，控制每餐摄入量，同时养成了每日散步及跑步的良好运动习惯。服务对象表示，通过医生、社工的帮助，学习到了很多糖尿病患者自我管理知识，自身的血糖控制也基本稳定。服务对象对自己当前的身体状态和生活方式表示很满意，也表示愿意向更多的糖友分享自己的抗糖经验。

七、专业反思

（一）结合服务对象特点开展服务

在本案例服务中，社工以专业身份与服务对象建立联系，以专业的知识取得服务对象的信任，并根据服务对象的特点与其协商制订自我管理计划。服务对象具有积极的学习态度和改变意愿，但也存在学历较低、记忆力衰退的挑战。鉴于此，社工为其准备了课件袋、笔和本子，并在讲解完知识点后请服务对象进行复述或复写，以促进服务对象对知识的理解和接受，加深对所学知识的印象。

（二）社工在个案中的成长

在本案例中，社工与服务对象共同经历了两个月的成长期。服务初期，社工与服务对象共同讨论病情、饮食习惯以及运动习惯，深入了解服务对象的整体情况。社工从服务对象个人生活方式入手，不仅协助服务对象改善其饮食习惯，也让服务对象了解到，健康的饮食习惯也同样适用于非糖尿病人群，可将相关知识分享给身边的同事和朋友。通过社工的服务，服务对象的自我管理能力得到显著提高，不仅改善了自己的生活质量，也对身边人的健康产生了积极影响，减少了家人、同事患糖尿病的风险，使身边人也能够从中受益。

（三）服务对象对糖尿病的认知和态度均获得了很大改变

起初，服务对象对糖尿病并不重视。随着社工的介入，服务对象已成功实现了对饮食和运动的有效自我管理，不仅认识到糖尿病可防可控，亦了解到当前糖尿病健康管理的相关优惠政策。服务对象表示自己在服务中充分感受到了社区服务的温暖、专业和细致。社工鼓励服务对象将服务中所学运用到实践中，加强自我管理，并积极影响周围的人。

督导评语（罗京亚）

社工本着"助人自助"的服务理念，逐步引导服务对象认识并改变看待糖尿病的态度，结合糖尿病患者自我管理的方法，联动社康机构医生，通过专业服务的介入和跟进，为服务对象搭建支持网络，帮助服务对象收获知识，养成健康的生活习惯，并为身边人带来正向的影响。社工在此案例中积极发挥专业作用，充当了使能者、支持者及资源筹措者，期待在以后的服务中有更多的实践和反思，将服务经验进行推广。

附 录

附录1

自我管理小组糖尿病知识评估问卷（前测问卷）[①]

您好！我们正在进行一项关于糖尿病相关知识、态度和行为的调查。我们会对您的回答予以保密，希望您能如实回答。您回答的信息将用于制定和完善全市糖尿病防控政策。谢谢！

一、基本信息

1. 姓名：_____

2. 性别：①男性　②女性

3. 出生年月：_____年_____月

4. 电话号码：_____

5. 您确诊糖尿病多久了？①_____年　②不记得　③非糖尿病患者

6. 目前是否服用糖尿病药物？①口服药　②打胰岛素　③口服药+胰岛素　④不用药物

7. 家人有患糖尿病的吗？①父亲　②母亲　③兄弟姐妹　④子女　⑤无　⑥不清楚

8. 除糖尿病以外，您还有其他疾病吗？

①高血压　②冠心病　③脑卒中　④高血脂　⑤其他_____　⑥无

二、以下问题是了解您对糖尿病知识的掌握情况，请您按照自己的情况选择最合适的答案

1. 糖尿病是身体里有一种叫胰岛素的物质缺乏或作用不足，而引起血糖升高的一种疾病，您认为正确吗？　　　①正确　②不正确　③不清楚

2. 超重和肥胖的人会更容易得糖尿病吗？　　①是　②否　③不清楚

3. 有糖尿病家族史的人会更容易得糖尿病吗？　①是　②否　③不清楚

4. 患心脑血管病的人会更容易得糖尿病吗？　①是　②否　③不清楚

---

① 王文绢，吴永泽，冯浓萍，等. 糖尿病患者自我管理知识、态度、行为评价简化量表的研制［J］. 中华预防医学杂志，2016（1）：50-55.

5. 您知道如果糖尿病患者血糖控制不良，可能引起脑卒中（中风）吗？
①是　②否　③不清楚

6. 您知道如果糖尿病患者血糖控制不良，可能引起冠心病吗？
①是　②否　③不清楚

7. 您知道如果糖尿病患者血糖控制不良，可能引起糖尿病眼病（眼部病变）吗？　①是　②否　③不清楚

8. 您知道如果糖尿病患者血糖控制不良，可能引起糖尿病肾病（肾脏病变）吗？　①是　②否　③不清楚

9. 您知道如果糖尿病患者血糖控制不良，可能引起糖尿病足（足部病变）吗？　①是　②否　③不清楚

10. 糖尿病患者控制饮食的关键是要控制每日饮食总量，您认为正确吗？
①正确　②不正确　③不清楚

11. 糖尿病患者每日食用油总量不宜超过 25 克（约 3 调羹），您认为正确吗？　①正确　②不正确　③不清楚

12. 糖尿病患者在制订运动计划前，应咨询医生有关运动的注意事项和禁忌证，您认为正确吗？　①正确　②不正确　③不清楚

13. 糖尿病患者应当坚持每周 5 天以上、每日 30 分钟以上的运动，您认为正确吗？　①正确　②不正确　③不清楚

14. 2 型糖尿病患者在口服药治疗效果不好时，应该尽早使用胰岛素，您认为正确吗？　①正确　②不正确　③不清楚

15. 糖尿病患者空腹血糖控制理想和良好的标准是 4.4 ~ 7.0 mmol/L，您认为正确吗？　①正确　②不正确　③不清楚

16. 糖尿病患者应该每 3 ~ 6 个月测量一次糖化血红蛋白，您认为正确吗？
①正确　②不正确　③不清楚

17. 糖尿病患者合并高血压，一般控制目标为 ≤ 130/80 mmHg，或老年人应 ≤ 140/90 mmHg，您认为正确吗？　①正确　②不正确　③不清楚

18. 如果糖尿病患者突然出现手抖、心慌、出冷汗，您认为是要发生低血糖的征兆吗？　①是　②否　③不清楚

19. 注射胰岛素过多会引起低血糖吗？　①是　②否　③不清楚

20. 服用药物过量会引起低血糖吗？　①是　②否　③不清楚

21. 如果出现手抖、心慌、出冷汗等低血糖症状，您会吃几块糖果、饼干

等含糖食品吗?   ①是 ②否 ③不清楚

22. 如果出现手抖、心慌、出冷汗等低血糖症状,补糖 10 分钟后未能缓解,您会立即到医院就诊吗?   ①是 ②否 ③不清楚

三、以下问题是了解您对糖尿病管理的态度,请您按照自己的情况选择最合适的答案

1. 您认为接受糖尿病健康教育对有效控制糖尿病重要吗?

        ①很重要 ②重要 ③一般 ④不重要 ⑤很不重要

2. 您认为在医生指导下进行饮食控制重要吗?

        ①很重要 ②重要 ③一般 ④不重要 ⑤很不重要

3. 您认为在医生的指导下进行运动锻炼,对血糖控制重要吗?

        ①很重要 ②重要 ③一般 ④不重要 ⑤很不重要

4. 您认为糖尿病患者按照医生的要求用药对血糖控制重要吗?

        ①很重要 ②重要 ③一般 ④不重要 ⑤很不重要

5. 您认为监测血糖对调整治疗方案、控制血糖重要吗?

        ①很重要 ②重要 ③一般 ④不重要 ⑤很不重要

四、以下问题是了解您在糖尿病管理上的行为,请您按照自己的情况选择最合适的答案

1. 近 1 个月,您是否同时采取饮食控制与运动、药物治疗相结合的方式来控制血糖?

        ①从不 ②很少 ③有时 ④经常 ⑤总是

2. 近 1 个月,您是否按照医生或营养师的要求控制每日饮食的总量?

        ①从不 ②很少 ③有时 ④经常 ⑤总是

3. 近 1 个月,您是否按照医生或营养师的要求吃低脂少油的食物?

        ①从不 ②很少 ③有时 ④经常 ⑤总是

4. 近 1 个月,您是否每周做 5 天以上、每日 30 分钟以上的快走、慢跑等中等强度的运动?

        ①从不 ②很少 ③有时 ④经常 ⑤总是

5. 近 1 个月,运动时,您是否会随身携带糖果以备发生低血糖时食用?

        ①从不 ②很少 ③有时 ④经常 ⑤总是

6. 近 1 个月,您平时是否穿着大小合适的鞋袜?

        ①从不 ②很少 ③有时 ④经常 ⑤总是

7. 近 1 个月，您是否检查足部有无水泡、皮肤皲裂、磨伤等情况？

①从不　②很少　③有时　④经常　⑤总是

8. 近 1 个月，您是否按照医生的要求按时按量用药？

①从不　②很少　③有时　④经常　⑤总是

9. 近 1 个月，您是否按照医生要求的次数测量血糖？

①从不　②很少　③有时　④经常　⑤总是

10. 近 1 个月，您是否按照医生的要求定期测量血压？

①从不　②很少　③有时　④经常　⑤总是

11. 近 1 年来，您是否定期（如每季度）到医疗机构 / 社康机构检查足部（如摸足背动脉等）？

①是　②否　③不清楚

12. 近 1 年来，您是否到医疗机构 / 社康机构检查过血脂（如总胆固醇、高密度脂蛋白胆固醇、低密度脂蛋白胆固醇、甘油三酯等）？

①是　②否　③不清楚

13. 近 1 年来，您是否到医疗机构 / 社康机构检查过肾功能（如尿白蛋白、尿肌酐等）？

①是　②否　③不清楚

14. 近 1 年来，您是否到医疗机构 / 社康机构检查过眼睛（如视力、眼底等）？

①是　②否　③不清楚

15. 近 1 年来，您是否到医疗机构 / 社康机构检查过糖化血红蛋白？

①是　②否　③不清楚

调查到此结束，谢谢您的合作！

以下内容由调查员填写：

调查地点：深圳市＿＿＿＿＿＿＿＿＿区＿＿＿＿＿＿＿＿＿（机构）

调查员签字：＿＿＿＿＿＿＿＿　调查日期：＿＿＿＿年＿＿月＿＿日

附录2

自我管理小组糖尿病知识评估问卷（后测问卷）①

您好！我们正在进行一项关于糖尿病相关知识、态度和行为的调查。我们会对您的回答予以保密，希望您能如实回答。您回答的信息将用于制定和完善全市糖尿病防控政策。谢谢！

一、基本信息

1. 姓名：_____

2. 性别：①男性　②女性

3. 出生年月：_____年_____月

4. 电话号码：_____

5. 您参加了几次小组活动：_____次

二、以下问题是了解您对糖尿病知识的掌握情况，请您按照自己的情况选择最合适的答案

1. 糖尿病是身体里有一种叫胰岛素的物质缺乏或作用不足，而引起血糖升高的一种疾病，您认为正确吗？

　　　　　　　　　　　　　　　　　①正确　②不正确　③不清楚

2. 超重和肥胖的人会更容易得糖尿病吗？　　①是　②否　③不清楚

3. 有糖尿病家族史的人会更容易得糖尿病吗？　①是　②否　③不清楚

4. 患心脑血管病的人会更容易得糖尿病吗？　①是　②否　③不清楚

5. 您知道如果糖尿病患者血糖控制不良，可能引起脑卒中（中风）吗？

　　　　　　　　　　　　　　　　　　　　①是　②否　③不清楚

6. 您知道如果糖尿病患者血糖控制不良，可能引起冠心病吗？

　　　　　　　　　　　　　　　　　　　　①是　②否　③不清楚

————————

①　王文绢，吴永泽，冯浓萍，等．糖尿病患者自我管理知识、态度、行为评价简化量表的研制［J］．中华预防医学杂志，2016（1）：50-55.

7. 您知道如果糖尿病患者血糖控制不良，可能引起糖尿病眼病（眼部病变）吗？   ①是 ②否 ③不清楚

8. 您知道如果糖尿病患者血糖控制不良，可能引起糖尿病肾病（肾脏病变）吗？   ①是 ②否 ③不清楚

9. 您知道如果糖尿病患者血糖控制不良，可能引起糖尿病足（足部病变）吗？   ①是 ②否 ③不清楚

10. 糖尿病患者控制饮食的关键是要控制每日饮食总量，您认为正确吗？

                                   ①正确 ②不正确 ③不清楚

11. 糖尿病患者每日食用油总量不宜超过 25 克（约 3 调羹），您认为正确吗？   ①正确 ②不正确 ③不清楚

12. 糖尿病患者在制订运动计划前，应咨询医生有关运动的注意事项和禁忌证，您认为正确吗？   ①正确 ②不正确 ③不清楚

13. 糖尿病患者应当坚持每周 5 天以上、每日 30 分钟以上的运动，您认为正确吗？   ①正确 ②不正确 ③不清楚

14. 2 型糖尿病患者在口服药治疗效果不好时，应该尽早使用胰岛素，您认为正确吗？   ①正确 ②不正确 ③不清楚

15. 糖尿病患者空腹血糖控制理想和良好的标准是 4.4 ~ 7.0mmol/L，您认为正确吗？   ①正确 ②不正确 ③不清楚

16. 糖尿病患者应该每 3 ~ 6 个月测量一次糖化血红蛋白，您认为正确吗？

                                   ①正确 ②不正确 ③不清楚

17. 糖尿病患者合并高血压，一般控制目标为 ≤ 130/80mmHg，或老年人应 ≤ 140/90mmHg，您认为正确吗？   ①正确 ②不正确 ③不清楚

18. 如果糖尿病患者突然出现手抖、心慌、出冷汗，您认为是要发生低血糖的征兆吗？   ①是 ②否 ③不清楚

19. 注射胰岛素过多会引起低血糖吗？   ①是 ②否 ③不清楚

20. 服用药物过量会引起低血糖吗？   ①是 ②否 ③不清楚

21. 如果出现手抖、心慌、出冷汗等低血糖症状，您会吃几块糖果、饼干等含糖食品吗？   ①是 ②否 ③不清楚

22. 如果出现手抖、心慌、出冷汗等低血糖症状，补糖 10 分钟后未能缓解，您会立即到医院就诊吗？   ①是 ②否 ③不清楚

三、以下问题是了解您对糖尿病管理的态度，请您按照自己的情况选择最合适的答案

1. 您认为接受糖尿病健康教育对有效控制糖尿病重要吗？

①很重要　②重要　③一般　④不重要　⑤很不重要

2. 您认为在医生指导下进行饮食控制重要吗？

①很重要　②重要　③一般　④不重要　⑤很不重要

3. 您认为在医生的指导下进行运动锻炼，对血糖控制重要吗？

①很重要　②重要　③一般　④不重要　⑤很不重要

4. 您认为糖尿病患者按照医生的要求用药对血糖控制重要吗？

①很重要　②重要　③一般　④不重要　⑤很不重要

5. 您认为监测血糖对调整治疗方案、控制血糖重要吗？

①很重要　②重要　③一般　④不重要　⑤很不重要

四、以下问题是了解您在糖尿病管理上的行为，请您按照自己的情况选择最合适的答案

1. 近1个月，您是否同时采取饮食控制与运动、药物治疗相结合的方式来控制血糖？

①从不　②很少　③有时　④经常　⑤总是

2. 近1个月，您是否按照医生或营养师的要求控制每日饮食的总量？

①从不　②很少　③有时　④经常　⑤总是

3. 近1个月，您是否按照医生或营养师的要求吃低脂少油的食物？

①从不　②很少　③有时　④经常　⑤总是

4. 近1个月，您是否每周做5天以上、每日30分钟以上的快走、慢跑等中等强度的运动？

①从不　②很少　③有时　④经常　⑤总是

5. 近1个月，运动时，您是否会随身携带糖果以备发生低血糖时食用？

①从不　②很少　③有时　④经常　⑤总是

6. 近1个月，您平时是否穿着大小合适的鞋袜？

①从不　②很少　③有时　④经常　⑤总是

7. 近1个月，您是否检查足部有无水泡、皮肤皲裂、磨伤等情况？

①从不　②很少　③有时　④经常　⑤总是

8. 近1个月，您是否按照医生的要求按时按量用药？

①从不　②很少　③有时　④经常　⑤总是

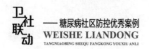

9. 近 1 个月，您是否按照医生要求的次数测量血糖？

①从不　②很少　③有时　④经常　⑤总是

10. 近 1 个月，您是否按照医生的要求定期测量血压？

①从不　②很少　③有时　④经常　⑤总是

11. 近 1 个月，您是否到医疗机构或社康中心进行过以下检查？

①足部检查　②血脂　③肾功能　④眼睛　⑤糖化血红蛋白　⑥没检查过　⑦不清楚

调查到此结束，谢谢您的合作！

以下内容由调查员填写：

调查地点：深圳市＿＿＿＿＿＿区＿＿＿＿＿＿（机构）

调查员签字：＿＿＿＿＿＿　调查日期：＿＿＿年＿＿月＿＿日

附录3

满意度调查问卷

您好！为了提升大家对糖尿病知识的了解，促进糖尿病患者自我管理，我们举办了此次小组活动。很荣幸您能参加我们的活动。希望您能根据自己参加活动的情况填写以下信息，您提供的宝贵意见将有利于我们改进工作。非常感谢！

1. 您一共参加了几次活动：

①一次　②二次　③三次　④四次　⑤五次　⑥六次

2. 您是从哪个渠道知道有这样的小组活动的？

①社康机构医生　②社工　③糖友　④活动宣传　⑤其他_____

3. 您每次参加活动需要花多长时间（包括路上的时间）？

① <30 分钟　② 30~60 分钟　③ 1~2 个小时　④ >2 个小时

4. 您对小组活动的时间安排是否满意？

①非常满意　②满意　③一般　④不满意

5. 您对小组活动的地点安排是否满意？

①非常满意　②满意　③一般　④不满意

6. 您对小组活动的内容是否满意？

①非常满意　②满意　③一般　④不满意

7. 您对哪一次活动的内容印象最深刻？

①血糖监测　②并发症认识　③健康饮食　④健康运动　⑤遵医用药　⑥情绪管理

8. 您觉得哪一次活动的内容对您的用处最大？

①血糖监测　②并发症认识　③健康饮食　④健康运动　⑤遵医用药　⑥情绪管理

9. 总的来说，您对本次培训活动的看法是：

①非常满意　②满意　③一般　④不满意

10. 请根据您参加活动的体会提出建议：

填写日期：_____ 年_____月_____日

附录4

自我管理小组活动评估问卷（回访问卷）①

您好！我们正在进行一项关于糖尿病相关知识、态度和行为的调查。我们会对您的回答予以保密，希望您能如实回答。您回答的信息将用于制定和完善全市糖尿病防控政策。谢谢！

一、基本信息

1. 姓名：_____

2. 性别：①男性　②女性

3. 出生年月：_____年_____月

4. 电话号码：_____

5. 随访方式：①电话　②面访　③其他：_____

二、以下问题是了解您在糖尿病管理上的行为，请您按照自己的情况选择最合适的答案

1. 近1个月，您是否同时采取饮食控制与运动、药物治疗相结合的方式来控制血糖？　　　　　①从不　②很少　③有时　④经常　⑤总是

2. 近1个月，您是否按照医生或营养师的要求控制每日饮食的总量？
　　　　　　　　　　①从不　②很少　③有时　④经常　⑤总是

3. 近1个月，您是否按照医生或营养师的要求吃低脂少油的食物？
　　　　　　　　　　①从不　②很少　③有时　④经常　⑤总是

4. 近1个月，您是否每周做5天以上、每日30分钟以上的快走、慢跑等中等强度的运动？　　　　①从不　②很少　③有时　④经常　⑤总是

5. 近1个月，运动时，您是否会随身携带糖果以备发生低血糖时食用？
　　　　　　　　　　①从不　②很少　③有时　④经常　⑤总是

---

① 王文绢，吴永泽，冯浓萍，等. 糖尿病患者自我管理知识、态度、行为评价简化量表的研制［J］. 中华预防医学杂志，2016（1）：50-55.

6. 近 1 个月，您平时是否穿着大小合适的鞋袜？

①从不　②很少　③有时　④经常　⑤总是

7. 近 1 个月，您是否检查足部有无水泡、皮肤皲裂、磨伤等情况？

①从不　②很少　③有时　④经常　⑤总是

8. 近 1 个月，您是否按照医生的要求按时按量用药？

①从不　②很少　③有时　④经常　⑤总是

9. 近 1 个月，您是否按照医生要求的次数测量血糖？

①从不　②很少　③有时　④经常　⑤总是

10 近 1 个月，您是否按照医生的要求定期测量血压？

①从不　②很少　③有时　④经常　⑤总是

11. 近 1 个月，您是否到医疗机构或社康中心进行过以下检查？

①足部检查　②血脂　③肾功能　④眼睛

⑤糖化血红蛋白　⑥没检查过　⑦不清楚

调查到此结束，谢谢您的合作！

以下内容由调查员填写：

调查地点：深圳市_____区_____（机构）

调查员签字：_____　调查日期：_____年____月____日

附录5

焦虑自评量表（SAS）

您好！我们正在进行一项调查，目的是了解您的心理情况。此次调查是匿名填写的，我们对您回答的信息也会保密，希望您能如实回答。您回答的信息将用于完善全市糖尿病的防控政策。希望您能够支持我们的工作，谢谢！

一、基本信息

1.性别：①男性　②女性

2.出生年月：_____年_____月

3.您的文化程度：①小学或以下　②初中　③高中/中专　④大专⑤本科　⑥研究生

4.您确诊糖尿病多久了：①_____年　②不记得　③非糖尿病患者

二、请仔细阅读每一条，然后根据您最近一周的实际情况，选择最适合您的答案

1.我觉得比平时容易紧张和着急。

A.没有或很少时间　B.小部分时间　C.相当多时间　D.绝大部分或全部时间

2.我无缘无故地感到害怕。

A.没有或很少时间　B.小部分时间　C.相当多时间　D.绝大部分或全部时间

3.我容易心里烦乱或觉得惊恐。

A.没有或很少时间　B.小部分时间　C.相当多时间　D.绝大部分或全部时间

4.我觉得我可能将要发疯。

A.没有或很少时间　B.小部分时间　C.相当多时间　D.绝大部分或全部时间

*5.我觉得一切都很好，也不会发生什么不幸。

A.没有或很少时间　B.小部分时间　C.相当多时间　D.绝大部分或全部时间

6.我手脚发抖、打战。

A.没有或很少时间　B.小部分时间　C.相当多时间　D.绝大部分或全部时间

7.我因为头痛、颈痛及背痛而苦恼。

A. 没有或很少时间　B. 小部分时间　C. 相当多时间　D. 绝大部分或全部时间

8. 我感觉容易衰弱和疲乏。

A. 没有或很少时间　B. 小部分时间　C. 相当多时间　D. 绝大部分或全部时间

*9. 我觉得心平气和并且容易安静坐着。

A. 没有或很少时间　B. 小部分时间　C. 相当多时间　D. 绝大部分或全部时间

10. 我觉得心跳得快。

A. 没有或很少时间　B. 小部分时间　C. 相当多时间　D. 绝大部分或全部时间

11. 我因为一阵阵头晕而苦恼。

A. 没有或很少时间　B. 小部分时间　C. 相当多时间　D. 绝大部分或全部时间

12. 我有过晕倒发作或觉得要晕倒似的。

A. 没有或很少时间　B. 小部分时间　C. 相当多时间　D. 绝大部分或全部时间

*13. 我吸气呼气都感到很容易。

A. 没有或很少时间　B. 小部分时间　C. 相当多时间　D. 绝大部分或全部时间

14. 我感到手脚麻木和刺痛。

A. 没有或很少时间　B. 小部分时间　C. 相当多时间　D. 绝大部分或全部时间

15. 我因胃痛和消化不良而苦恼。

A. 没有或很少时间　B. 小部分时间　C. 相当多时间　D. 绝大部分或全部时间

16. 我常常小便。

A. 没有或很少时间　B. 小部分时间　C. 相当多时间　D. 绝大部分或全部时间

*17. 我的手常常是干燥温暖的。

A. 没有或很少时间　B. 小部分时间　C. 相当多时间　D. 绝大部分或全部时间

18. 我脸红发热。

A. 没有或很少时间　B. 小部分时间　C. 相当多时间　D. 绝大部分或全部时间

*19. 我容易入睡并且一夜睡得很好。

A. 没有或很少时间　B. 小部分时间　C. 相当多时间　D. 绝大部分或全部时间

20. 我做噩梦。

A. 没有或很少时间　B. 小部分时间　C. 相当多时间　D. 绝大部分或全部时间

使用说明：标＊题目为反向评分题。评估结束后，把 20 个项目中的各项分数相加得总粗分；总粗分 ×1.25 后整数部分即为标准分；<50 分为正常，50～59 分为轻度，60～69 分为中度，≥70 分为重度。

附录6

抑郁自评量表（SDS）

您好！我们正在进行一项调查，目的是了解您的心理情况。此次调查是匿名填写的，我们对您回答的信息也会保密，希望您能如实回答。您回答的信息将用于完善全市糖尿病的防控政策。希望您能够支持我们的工作，谢谢！

一、基本信息

1.性别：①男性　②女性

2.出生年月：_____年_____月

3.您的文化程度：①小学或以下　②初中　③高中/中专　④大专⑤本科　⑥研究生

4.您确诊糖尿病多久了：①_____年　②不记得　③非糖尿病患者

二、请仔细阅读每一条，然后根据您最近一周的实际情况，选择最适合您的答案

1.我觉得闷闷不乐，情绪低沉。

A.没有或很少时间　B.小部分时间　C.相当多时间　D.绝大部分或全部时间

*2.我觉得一天之中早晨心情最好。

A.没有或很少时间　B.小部分时间　C.相当多时间　D.绝大部分或全部时间

3.我一阵阵地哭出来或是想哭。

A.没有或很少时间　B.小部分时间　C.相当多时间　D.绝大部分或全部时间

4.我晚上睡眠不好。

A.没有或很少时间　B.小部分时间　C.相当多时间　D.绝大部分或全部时间

*5.我吃得和平时一样多。

A.没有或很少时间　B.小部分时间　C.相当多时间　D.绝大部分或全部时间

*6.我与异性接触时和以往一样感到愉快。

A.没有或很少时间　B.小部分时间　C.相当多时间　D.绝大部分或全部时间

7.我发觉我的体重在下降。

A. 没有或很少时间　B. 小部分时间　C. 相当多时间　D. 绝大部分或全部时间

8. 我有便秘的苦恼。

A. 没有或很少时间　B. 小部分时间　C. 相当多时间　D. 绝大部分或全部时间

9. 我心跳比平时快。

A. 没有或很少时间　B. 小部分时间　C. 相当多时间　D. 绝大部分或全部时间

10. 我无缘无故感到疲乏。

A. 没有或很少时间　B. 小部分时间　C. 相当多时间　D. 绝大部分或全部时间

*11. 我的头脑和平时一样清楚。

A. 没有或很少时间　B. 小部分时间　C. 相当多时间　D. 绝大部分或全部时间

*12. 我觉得经常做的事情并没有困难。

A. 没有或很少时间　B. 小部分时间　C. 相当多时间　D. 绝大部分或全部时间

13. 我觉得不安而平静不下来。

A. 没有或很少时间　B. 小部分时间　C. 相当多时间　D. 绝大部分或全部时间

*14. 我对将来抱有希望。

A. 没有或很少时间　B. 小部分时间　C. 相当多时间　D. 绝大部分或全部时间

15. 我比平常容易激动。

A. 没有或很少时间　B. 小部分时间　C. 相当多时间　D. 绝大部分或全部时间

*16. 我觉得作出决定是容易的。

A. 没有或很少时间　B. 小部分时间　C. 相当多时间　D. 绝大部分或全部时间

*17. 我觉得自己是个有用的人，有人需要我。

A. 没有或很少时间　B. 小部分时间　C. 相当多时间　D. 绝大部分或全部时间

*18. 我的生活过得很有意思。

A. 没有或很少时间　B. 小部分时间　C. 相当多时间　D. 绝大部分或全部时间

19. 我认为如果我死了别人会生活得更好些。

A. 没有或很少时间　B. 小部分时间　C. 相当多时间　D. 绝大部分或全部时间

*20. 平常感兴趣的事，我仍然感兴趣。

A. 没有或很少时间　B. 小部分时间　C. 相当多时间　D. 绝大部分或全部时间

使用说明：标*题目为反向评分题。评估结束后，把20个项目中的各项分数相加得总粗分；总粗分×1.25后整数部分即为标准分；<50分为正常，50～59分为轻度，60～69分为中度，≥70分为重度。

致谢名单

项目指导单位：

深圳市卫生健康委员会

深圳市民政局

项目支持机构：

北京大学深圳医院（深圳市医防融合护理项目组）

深圳市第二人民医院（深圳市医防融合代谢性疾病项目组）

深圳市家庭医生协会

深圳市福田区慢性病防治院

深圳市福田区益田社区健康服务中心

深圳市福田区福保街道益田社区党群服务中心

深圳市罗湖区慢性病防治院

深圳市罗湖医院集团翠竹街道社区健康服务中心

深圳市罗湖医院集团东门街道社区健康服务中心

深圳市罗湖区翠竹街道翠平社区党群服务中心

深圳市罗湖区东门街道东门社区党群服务中心

深圳市盐田区疾病预防控制中心

深圳市盐田区人民医院田东社区健康服务中心

深圳市盐田区人民医院海涛社区健康服务中心

深圳市盐田区海山街道鹏湾社区党群服务中心

深圳市南山区慢性病防治院

深圳市南山区医疗集团总部田厦社区健康服务中心

深圳市南山区医疗集团总部南水社区健康服务中心

深圳市南山区医疗集团总部南园社区健康服务中心

深圳市南山区医疗集团总部龙城社区健康服务中心

深圳市南山区医疗集团总部粤桂社区健康服务中心
深圳市南山区医疗集团总部莲城社区健康服务中心
深圳市南山区医疗集团总部铜鼓社区健康服务中心
深圳市南山区医疗集团总部高新南社区健康服务中心
深圳市南山区蛇口街道社会工作服务站
深圳市南山区南山街道北头社区党群服务中心
深圳市南山区南山街道荔芳社区党群服务中心
深圳市南山区粤海街道龙城社区党群服务中心
深圳市南山区南头街道南头城社区党群服务中心
深圳市南山区粤海街道粤桂社区党群服务中心
深圳市南山区粤海街道铜鼓社区党群服务中心
深圳市南山区粤海街道高新社区党群服务中心
深圳市宝安区慢性病防治院
深圳市宝安区中心医院福中福社区健康服务中心
深圳市宝安区中心医院海城社区健康服务站
深圳市宝安区航城街道三围社区党群服务中心
深圳市宝安区西乡街道蚝业社区党群服务中心
深圳市宝安区西乡街道渔业社区党群服务中心
深圳市龙岗区慢性病防治院
深圳市龙岗区人民医院
深圳市龙岗区第三人民医院
深圳市龙岗区第二人民医院大芬社区健康服务中心
深圳市龙岗区第二人民医院新都汇社区健康服务中心
深圳市龙岗区第二人民医院粤宝社区健康服务中心
深圳市龙岗区第三人民医院保安社区健康服务中心
深圳市龙岗区第三人民医院乐城社区健康服务中心
深圳市龙岗区第三人民医院银信社区健康服务中心
深圳市龙岗区第三人民医院华侨新村社区健康服务中心
深圳市龙岗区第三人民医院大康社区健康服务中心
深圳市龙岗区第六人民医院中心社区健康服务中心
深圳市龙岗区布吉街道木棉湾社区党群服务中心

深圳市龙岗区布吉街道布吉社区党群服务中心
深圳市龙岗区坪地街道中心社区党群服务中心
深圳市龙岗区园山街道保安社区党群服务中心
深圳市龙岗区横岗街道荷坳社区党群服务中心
深圳市龙岗区横岗街道横岗社区党群服务中心
深圳市龙岗区横岗街道华侨新村社区党群服务中心
深圳市龙岗区园山街道大康社区党群服务中心
深圳市龙华区慢性病防治中心
深圳市龙华区中心医院鹭湖社区健康服务中心
深圳市龙华区中心医院章阁社区健康服务中心
深圳市龙华区观湖街道鹭湖社区党群服务中心
深圳市龙华区福城街道章阁社区党群服务中心
深圳市坪山区疾病预防控制中心
深圳市坪山区龙田街道上坝社区健康服务中心
深圳市坪山区人民医院石井社区健康服务中心
深圳市坪山区石井街道石井社区党群服务中心
深圳市坪山区龙田街道竹坑社区党群服务中心
深圳市光明区疾病预防控制中心
深圳市光明区人民医院长圳社区健康服务站
深圳市光明区玉塘街道长圳社区党群服务中心
深圳市大鹏新区公共卫生管理服务中心
深圳市大鹏新区葵涌人民医院土洋社区健康服务中心
深圳市大鹏新区医疗健康集团王母社区健康服务中心
深圳市大鹏新区妇幼保健院王母社区健康服务中心

项目执行社工机构：
深圳市东西方社工服务社
深圳市新现代社工服务中心
深圳市升阳升社会工作服务社
深圳市融雪盛平社工服务中心
深圳市社联社工服务中心
深圳市盐田区海云社会工作服务社

深圳市南山区社会工作协会
深圳市宝安区汇美社会工作服务中心
深圳市龙岗区春暖社工服务中心
深圳市龙岗区至诚社会工作服务中心
深圳市龙岗区正阳社会工作服务中心
深圳市龙岗区彩虹社会工作服务中心
深圳市龙华区启明星社工服务中心